AF457305

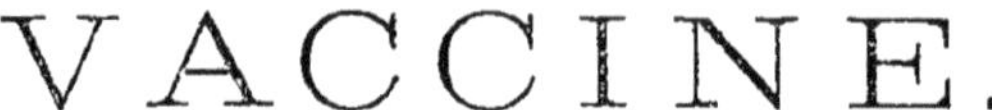

VACCINE.

MANIÈRE DE VACCINER

POUR EMPÊCHER LES INSUCCÈS ET LES RÉSULTATS FUNESTES

QUI SONT LA SUITE DU MODE ORDINAIRE.

par le Dr MARTINENQ,

CHIRURGIEN DE 1re CLASSE DE LA MARINE,
MEMBRE CORRESPONDANT DE L'ACADÉMIE ROYALE DE BELGIQUE
ET DES SOCIÉTÉS MÉDICALES DU PANTHÉON, MÉDICO-CHIRURGICALE,
ET D'ÉMULATION DE PARIS, DE STRASBOURG, DE LA SEINE INFÉRIEURE,
(ROUEN), DE BORDEAUX, DE LA FLANDRE OCCIDENTALE :
DE LA SOCIÉTÉ D'AGRICULTURE ET D'ACCLIMATATION DES ALPLS-MARITIMES, etc.
OFFICIER DE LA LÉGION-D'HONNEUR,

> Les méfaits imputés à la vaccine ne sont dûs qu'à la manière de vacciner.

GRASSE

TYPOGRAPHIE ET LITHOGRAPHIE H. IMBERT, PLACE DES AIRES.

1867.

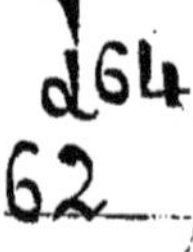

VACCINE.

MANIÈRE DE VACCINER

POUR EMPÊCHER LES INSUCCÈS ET LES RÉSULTATS FUNESTES

QUI SONT LA SUITE DU MODE ORDINAIRE.

par le Dr MARTINENQ,

CHIRURGIEN DE 1re CLASSE DE LA MARINE,
MEMBRE CORRESPONDANT DE L'ACADÉMIE ROYALE DE BELGIQUE
ET DES SOCIÉTÉS MÉDICALES DU PANTHÉON, MÉDICO-CHIRURGICALE,
ET D'ÉMULATION DE PARIS, DE STRASBOURG, DE LA SEINE INFÉRIEURE,
(ROUEN), DE BORDEAUX, DE LA FLANDRE OCCIDENTALE :
DE LA SOCIÉTÉ D'AGRICULTURE ET D'ACCLIMATATION DES ALPLS-MARITIMES, etc.
OFFICIER DE LA LÉGION-D'HONNEUR,

> Les méfaits imputés à la vaccine ne sont dûs qu'à la manière de vacciner.

GRASSE

TYPOGRAPHIE ET LITHOGRAPHIE H, IMBERT, PLACE DES AIRES.

1867.

VACCINE

MANIÈRE DE VACCINER

pour empêcher les insuccès et les résultats funestes

QUI SONT LA SUITE DU MODE ORDINAIRE.

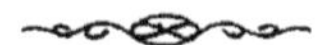

« Nous conjurons donc les expérimentateurs à marcher dans la voie qui vient de leur être ouverte par M. Martinenq, et surtout à faire usage en la parcourant de tous les moyens d'investigation que l'art met à leur disposition.

(Page 24 du Rapport fait à l'Académie Royale de Belgique par M. Vleminsk, Sénateur, Président de l'Académie.

On s'est beaucoup occupé de la Vaccine. A-t-on dit et fait tout ce qu'il y avait à dire et à faire ? Je ne le pense pas.. Pour le prouver je crois devoir publier la communication suivante faite à l'Académie royale de Belgique, et dont M. le docteur Vleminck président de cette savante Compagnie voulut bien être le bienveillant rapporteur.

Les réflexions que ce travail contient sont le résultat de quarante cinq années de pratique raisonnée, elles seront, j'espère, appréciées par ceux qui sont persuadés, comme nous, que la pratique n'est que l'empirisme, et que l'empirisme ne saurait être le dernier mot de la médecine et la seule garantie offerte par elle à l'humanité.

ACADÉMIE ROYALE DE MÉDECINE DE BELGIQUE.

COMMUNICATION relative à la vaccine, par M. le Docteur MARTINENQ, de Grasse (Alpes-Maritimes).

—

Une importante question, celle des inconvénients ou de l'inocuité de la vaccine, vient d'être discutée à l'Académie

4° *On vaccine mal enfin*, lorsqu'on ne laisse pas de côté *tout bouton saignant* à quelque degré que ce soit. Les exemples cités par M. Depaul le prouvent suffisamment et je ne crois pas devoir expliquer pourquoi, d'après ce qui précède, aujourd'hui surtout que personne n'oserait plus dire, en pleine Académie, comme en 1855, *que le sang ne vit pas*, et qu'il n'est pas l'humeur propre par excellence de l'individu dans lequel il circule, et d'où proviennent toutes les autres humeurs.

Imbu de ces idées et de leur exactitude, je me mis à l'œuvre, et la conviction de leur vérité ne fit qu'augmenter en n'éprouvant plus aucun fâcheux insuccès, et en voyant, autour de moi ces insuccès se présenter trop souvent dans la pratique de ceux qui, moins scrupuleux, agissaient autrement.

De là, à croire que le vaccin conserve toujours sa valeur propre, et ne la perdait que par une mauvaise manière de l'employer, il n'y a pas loin; aussi les faits et leur logique finirent-ils par me faire conclure à *l'invariabilité du virus vaccin à travers les années et les individus*, et à *l'inutilité du recours au cowpox*, si l'on observait toujours bien les précautions que je m'étais imposées. *Invariabilité* et *innocuité* admises par Husson, Cuvier, Heim, Steinbrenner, Chomel, Moreau, Rayer, Rostan, Sédillot, Stolz, Velpeau, Bousquet, Ricord, etc., groupe d'individualités scientifiques qui permet d'émettre hardiment une proposition doctrinale quand on peut l'appuyer sur lui.

J'en étais là de ma croyance en fait de vaccine, lorsque le Congrès de Lyon et l'Académie de médecine ensuite vinrent l'ébranler.

J'ai donc lu avec la plus grande attention le très-remarquable rapport du directeur de la vaccine et j'ai eu la douce satisfaction de constater que les principaux faits de ce rapport sont favorables à ma façon de penser, et que les conclusions de M. Depaul sont à peu près les mêmes que les miennes, puisqu'il classe parmi les points les plus importants pour diminuer les quelques inconvénients d'une opération si utile, « *d'entourer la vaccination de toutes les précautions qu'il indique* » et qui renferment une partie seulement des miennes. Mais comme, cependant, sans admettre la nécessité absolue de revenir au *cowpox*, il ne dit pas qu'on peut s'en passer en ne négligeant aucune de ces précautions, parmi lesquelles il n'indique pas celle qui est la plus essentielle selon nous, *le non-épuisement des boutons vaccinifères*, je demande la permission de faire ressortir des principaux faits mêmes sur lesquels le rapport s'appuie, le trop peu d'importance attribué à quelques circonstances d'une valeur majeure pourtant de ces faits; lesquelles, en prouvant définitivement mon dire, rendent la réforme proposée par MM. Lannoix et Viennois sinon inutile, mais moins nécessaire qu'ils ne la supposent.

Deux de ces faits me suffiront, je l'espère. Le premier porte le nº 9. Je me contente d'en faire un résumé succint.

En mai 1861, le chirurgien Coggiola vaccine un enfant de onze mois, robuste et sain *en apparence* avec du virus renfermé dans un tube ; *dix jours après* il inocule le virus de ce vacinifère à *quarante-six* autres enfants. Ici je demande la permission d'ouvrir une parenthèse : (dix jours ? n'est-ce pas trop attendre ? Je fais cette demande parce que j'ai souvent vu employer autant de pus que de vaccin, en attendant trop longtemps d'ouvrir une pustule vaccinale; et que ma pratique m'a porté à penser que pour ne pas être exposé à mal faire, il faudrait qu'on fût mieux fixé que nous ne le sommes, sur l'époque des phases vaccinales où il n'y a que du ferment vaccin complet dans les *vaccioles* des boutons; or, cette époque m'a paru variable selon les lieux, les saisons et les individus, j'ai souvent constaté dans le midi que 5 ou 6 jours, quelquefois même 4 ou 3 jours selon les lieux, les saisons où les individus, suffisaient au développement local complet du ferment vaccinal ; et qu'alors souvent aussi du soir au matin on ne trouvait plus que du pus ou un liquide opaque impropre à donner un bon résultat.)

Je reprends : dix jours après, disons-nous M. Coggiola inocule le liquide contenu dans les boutons de ce premier enfant à quarante-six autres, tous aussi parfaitement sains en apparence.

Dix jours après (ce terme est de rigueur, à ce qu'il paraît, pour ce confrère) dix-sept enfants sont vaccinés avec le virus de l'un des quarante-six premiers, d'où soixante-trois enfants vaccinés avec le même liquide préservateur; eh bien ! *de ces soixante-trois petits malheureux, quarante-six furent plus ou moins infectés de syphilis*, à savoir : *trente-neuf* des *quarante-six premiers* et *sept des dix-sept de la seconde série* : tandis que *dix-sept dont sept de la première série* et *dix de la seconde, ne furent point syphilisés !*

N'oublions pas que le premier qui commença à paraître infecté de syphilis fut celui qui servit à vacciner tous les autres.

Évidemment, ici, la syphilis a été communiquée à ses victimes par la vaccination ! mais d'où provenait-elle ?

Avant que M. Ricord nous eût appris, en répondant à M. Depaul, que le premier enfant vacciné avait été syphilisé, deux ou trois mois avant, par une nourrice qui l'avait allaité accidentellement (avis aux mères !) et qu'il en portait des marques irrécusables dans les parties non visibles de son corps (avis aux vaccinateurs !), on aurait pu se demander si elle provenait : 1° d'une syphilis latente dans ce premier enfant, rendue saillante par la fermentation vaccinale, ou arrivée à son terme de manifestation (1) ? ou 2° du vac-

(1) A propos du terme de l'apparition de la syphilis infantile fixé par divers observateurs, je demande la permission de dire ce que ma manière d'entendre l'organicisme me porte à penser de ces limites imposées à la manifestation extérieure d'un vice organique intérieur, du syphilitique en particulier.

Ce terme ne paraît pas pouvoir être fixé d'une manière absolue, à ce

cin renfermé dans le tube qui avait été donné à M. Coggiola? ou, 3° enfin, de la lancette du vaccinateur ? Mais après les recherches de M. Ricord on sait pertinemment que la syphilis existait chez le vaccinfère, qu'elle a donc été fournie par lui, et qu'elle fut communiquée par les humeurs ou liquides puisés dans ses pustules.

qu'il paraît, puisque les uns comptent par jour et par mois et d'autres par années. Eh bien, tous doivent et peuvent avoir raison selon les organiciens qui entendent l'organicisme à notre manière; c'est-à-dire, qui savent qu'il n'existe pas une seule organisation absolument identique pour tous; qu'il y a autant d'organisations différentes que d'individualités; qui comprennent fort bien par suite, que le terme d'une manifestation organique morbide ou hygide ne doit pas pouvoir être fixé, et que par conséquent encore, une syphilis héréditaire ou communiquée qui se développe plus ou moins loin du terme entrevu par M. un tel ou par tout autre, n'est pas moins une belle et bonne syphilis, aussi belle et aussi bonne que celle qui aurait paru suivre la marche indiquée par ces messieurs.

On raisonne toujours en médecine, en pathologie, en thérapeutique surtout, comme si toutes les organisations étaient les mêmes; comme si toutes les maladies avaient le même degré d'activité, de profondeur; comme si tous les remèdes devaient produire les mêmes degrés de réaction dans quelque organisme que ce soit, à quelque degré que l'on soit arrivé de la maladie, etc., etc., etc.

Indè : Confusion, discussions interminables vagues, doutes, fatigue, découragement, défiance et le *laisser aller* auquel aboutissent toutes les discussions entreprises avec ces idées écourtées et insuffisantes, avec cet organicisme restreint et topique,

L'auteur du feuilleton de l'*Union médicale*, n° 58 se pose la demande suivante à propos de la communication portugaise sur la manifestation irrégulière de la syphilis infantile, qu'il relate : « *Est-ce donc que cette évolution de la syphilis héréditaire externe, varie selon les lieux et les climats?* Mais sans doute? Et non-seulement selon les lieux et les climats, mais encore selon les âges, les organisations ou constitutions propres; selon le régime, le degré d'infection et selon enfin mille autres causes ou circonstances éventuelles pouvant agir sur l'activité et la composition des agrégats organiques modifiés, lésés syphilitiquement ou autrement.

« *Dans ce cas*, ajoute-il, *cette évolution serait moins que jamais*

Les amateurs de la syphilisation pourraient nous dire : *qu'il est fort heureux que les choses se passent de même, puisqu'on peut préserver ainsi et de la variole et de la syphilis*, mais nous ne sommes plus, heureusement, au temps où l'on osait avancer et soutenir de pareilles aberrations physiologico-pathologiques. Tout au moins, *notre organicisme, qui n'est que la science des conditions organiques des phénomènes qui se passent dans la matière dite vivante*, en m'en faisant comprendre le danger, me fait repousser énergiquement ce nouveau moyen de détérioration de l'organisme humain, déjà soumis à tant d'autres causes d'atténuation

une garantie pour la vaccine, car il faudrait arriver jusqu'au sixième mois pour la pratiquer avec quelque sécurité.» D'abord et d'après la communication que l'auteur commente, il faudrait attendre non pas jusqu'au sixième, mais bien jusqu'au dix-huitième mois, et selon M. Roger. (*Études sur la syphilis infantile*) jusqu'à la dixième et la vingtième année même.

Et, en outre, pourquoi attendre la preuve douteuse du temps de la syphilis chez le vaccinifère ? Elle n'est pas une condition indispensable pour avoir du bon vaccin, pour que la vaccination puisse être pratiquée sans danger, puisque les deux faits sur lesquels nous avons basé notre argumentation prouvent, sans conteste, possible que le virus vaccin reste pur chez les syphilitiques, et ne fait courir aucun danger à ceux qui sont *convenablement vaccinés* par le ferment antivariolique fourni par eux. Qu'il soit prudent de ne se servir que de vaccinifères sains ; *d'attendre* assez longtemps pour être à peu près certain que le sujet dont on se servira peut être considéré comme exempt de la maladie que l'on craint d'inoculer, parce que le temps moyen voulu pour qu'une syphilis héréditaire, par exemple, se manifeste, est passé? rien de mieux. C'est même agir comme on doit le faire, mais il ne faut pas faire de cette attente une loi expresse, et croire que l'exécution seule de cette loi, puisse mettre à l'abri de tout danger et de tout accident ultérieur. Pour bien vacciner, il faut prendre le virus chez un enfant sain, appartenant à des parents sains. à une époque convenable de l'évolution vaccinale; ne charger l'instrument que du liquide des aréoles les plus superficielles, ne pas épuiser le bouton, c'est-à-dire ne pas le comprimer, *le racler*, le pressurer, de peur de se trouver en présence d'une organisation viciée d'une manière latente, la certitude conde sa *force*, et de raccourcissement de la durée voulue par sa constitution primitive..

Si des faits doivent servir de base à toute induction doctrinale pour être admissible, je ne crois pas que ces soixante-deux faits puissent ne pas obliger d'établir péremptoirement :

1° Que la syphilis peut être communiquée par la vaccination, malgré les fins de non-recevoir, et les réticences peu agréables pour les observateurs italiens de ces faits, de la pluralité des orateurs qui se sont succédés à la tribune académique ;

2° Que tous les enfants vaccinés avec un vaccin pris sur un vaccinifère syphilitique ne sont pas syphilisés ; et subsidiairement : qu'il y a donc dans les boutons d'un vaccinifère syphilitique du virus vaccin pur, inoffensif, ne pouvant donner que la vaccine ; et du virus impur, nuisible, pouvant donner autre chose que la modification vaccinale.

Mais après ces déductions irréfutables sait-on tout ce que de pareils faits enseignent ? Et le travail intellectuel doit-il s'arrêter là ? Nous ne le pensons pas.

La simple observation d'une pustule vaccinale nous montre un liquide superficiel, transparent, légèrement onctueux contenu dans les loges saillantes superficielles, cloisonnées,

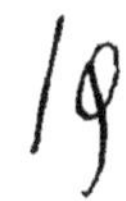

traire ne pouvant jamais être absolue ; puis, dormir tranquille après, le vaccinifère serait-il syphilisé au troisième degré.

Tout cela ressort irrésistiblement des faits cités, que rien, nous le répétons, ne peut empêcher d'être, et de démontrer la vérité de nos assertions. L'action préservative du vaccin *Jennérien courant* a existé, elle existe, et elle existera toujours malgré la transmission à travers les années et les individualités.

La régénération n'est donc pas nécessaire d'une manière absolue. Le vaccin renouvelé, mal employé aurait les mêmes inconvénients que le vaccin qui nous a été transmis d'âge en âge. Ancienne ou nouvelle, provenant de l'homme ou de la vache, l'humeur vaccinale n'occasionne des mécomptes et des accidents que par son mélange accidentel avec des humeurs viciées et altérantes.

ayant quelques millimètres de profondeur; puis au-dessous et au pourtour sur un fond rougeâtre, pulpeux, comme muqueux, des *humeurs* moins transparentes, rougeâtres, sanieuses même ou jaunâtres, et l'on est porté de suite à se demander si le virus pur inoffensif et préservatif ne serait pas seulement le liquide des loges? et si celui qui peut donner autre chose que des pustules franchement vaccinales ne serait pas fourni par les humeurs plus ou moins opaques sous-jacentes?

Je me suis fait cette demande. Je l'adresse de nouveau aux personnes compétentes pour savoir si ma réponse est conforme aux exigences d'une bonne logique et d'une saine physiologie. Cette réponse, je l'ai déjà fait connaître dans les formules précédentes qui expriment mes convictions sur la meilleure manière de pratiquer la vaccination, et si l'on veut bien se donner la peine de réfléchir à ce qui doit arriver lorsqu'après avoir employé tout le liquide transparent des petites loges superficielles, on continue à pressurer l'ulcère, à le *râcler* même, comme M. Trousseau nous a dit qu'on le fait souvent, pour en faire sourdre un nouveau liquide; lorsqu'on exige, comme le chirurgien Coggiola, qu'un seul bouton serve à faire quarante-six piqûres, ou comme M. Dupaul, qu'une seule pustule fournisse de quoi vacciner cent enfants, ce qui suppose six à huit cents pipûres!

Si l'on veut bien se donner la peine de réfléchir, disons-nous, à ce qui doit arriver alors, il me semble impossible de ne pas reconnaître quelque justesse à ma réponse, et de ne pas s'apercevoir que c'est alors plutôt les humeurs profondes individuelles, viciées ou non du support, que l'on inocule, que du ferment vaccinal simple, pur et prophylactique.

Pour admettre, en effet, qu'un vacciné ne puisse fournir que du vaccin pur quelle que soit la quantité de vaccinations qu'il ait pu servir à pratiquer, il faudrait supposer que le virus vaccin a une telle puissance transformatrice, qu'il peut modifier en peu de temps, dans son sens, toutes les humeurs du vacciné, assez profondément pour les changer toutes complétement en lui-même, et leur faire perdre complétement ainsi leur valeur propre, leurs propriétés organiques individuelles particulières? Or, nous ne croyons pas qu'il soit raisonnablement permis de pousser l'hypothèse aussi loin.

Aux proposition précédentes il est donc permis d'ajouter les déductions logiques suivantes :

L'épuisement des boutons vaccinaux est un des moyens qui peuvent le plus exposer à compromettre la vaccination et la santé des vaccinés.

Second fait du rapport, n° 44.

Le 19 mars 1863 un enfant de dix mois, vacciné depuis huit jours, sert à vacciner d'autres enfants.

Ce premier enfant, beau en apparence, était le fils d'un ancien militaire non guéri radicalement d'un chancre induré, et portant de nombreuses traces de syphilis constitutionnelle : *croûtes*, *engorgement des ganglions*, *taches*, *plaques à l'anus*. Son petit, beau en apparence, portait aussi des marques de syphilisation cachées : *taches*, *syphilides papuleuses*, *boutons à l'anus*, *engorgements ganglionnaires* ; ET CEPENDANT CHEZ LUI L'ÉVOLUTION VACCINALE AVAIT ÉTÉ COMPLÈTE ET SES PUSTULES GUÉRIRENT PARFAITEMENT ! ! !

Avec son vaccin *non saignant* on fit *huit* inoculations à un autre enfant qui *eut tous les avantages de la vaccine sans éprouver le moindre accident syphilitique pendant ou après !*

Sur un second sujet on fit *sept piqûres avec le même virus non saignant* et UNE PIQURE *avec ce même vaccin imprégné de sang*, parce que au moment de recueillir le vaccin pour cette dernière inoculation un mouvement brusque du vaccinifère fit piquer trop profondément le bouton. Or, notons bien ceci :

Les sept premières piqûres parcoururent parfaitement leur

évolution vaccinale! la dernière seule devint un pseudo-chancre, qui s'ulcéra quarante-sept jours après, et fut suivi de suite de boutons sur tout le corps, puis d'engorgement des ganglions, de roséole, et de plaques aux parties génitales.

Un fait semblable n'a pas besoin de longs commentaires; tout ce qui est souligné emporte des déductions que rien ne saurait amoindrir; et, serait-il seul, qu'il prouverait irrésistiblement ce que la pratique nous a fait avancer de plus important, c'est-à-dire :

1° *Que le ferment vaccinal peut se développer sur un syphilitique sans changer de nature, sans perdre de son innocuité, sans acquérir des qualités syphilitiques, sans communiquer la syphilis?* Les deux bras du vaccinifère atteints de syphilis héréditaire, les deux autres du premier enfant vacciné avec ses boutons, et les sept premières piqûres du second prouvent cela d'une manière incontestable.

2° Que la syphilis peut être communiquée par le sang d'un syphilitique mêlé au ferment vaccinal pur : et, subsidiairement :

3° Que puisque le sang d'un vaccinifère était syphilisé, il n'est pas possible de ne pas admettre que les autres humeurs du dit vaccinifère, lesquelles, comme chez tout autre individu, ne proviennent que de ce réservoir commun, ne fussent syphilitiquement modifiées comme lui; et que, si l'on avait vacciné avec ces boutons plus de deux enfants, c'est-à-dire si l'on avait épuisé ces boutons en pressant dessus ou en les râclant pour vacciner quarante-six ou cent enfants, on serait inévitablement arrivé à ces humeurs, comme dans le fait n° 9, et l'on aurait pu aussi bien syphiliser les sujets avec ces humeurs qu'avec le sang comme dans ce même fait n° 9 déjà cité : d'où en définitive, les conclusions légitimes suivantes qui ne diffèrent pas de celles qui m'avaient été fournies par ma pratique particulière, et que nulle subtilité dialectique, nul fait même contradictoire en apparence ne sauraient amoindrir ou rendre nulles :

1° Le virus vaccin se conserve tel quel et reste invariable chez les syphilitiques (fait n° 14), d'où, sinon l'inutilité mais au moins la non nécessité absolue de recourir au cowpox, qui, lui aussi, peut ne pas être incapable d'accidents fâcheux, si l'on néglige, en le recueillant sur certains animaux, les précautions que nous recommandons.

En est-il de même chez *les scrofuleux*, *les teigneux*, *les herpétiques* et *tous les autres cachectiques* ? Les idées organiciennes qui m'inspirent, et l'opinion des médecins illustres déjà cités nous portent à le penser; mais je ne saurais l'affirmer bien que bon nombre de souvenirs pussent m'engager à le faire; cependant comme ces souvenirs ne sont pas assez détaillés dans mon esprit, je ne me crois pas autorisé à donner leurs conséquences logiques comme des vérités acquises définitivement.

2° *Le virus vaccin pur ne se trouve, et on ne doit le chercher que dans les loges superficieles de la pustule* (fait n° 14), ce bouton n'en contiendrait-il que pour vacciner un seul enfant, que pour faire une seule piqûre !...

3° Il ne faut jamais, par conséquent, épuiser, presser, comprimer, râcler un bouton (fait n° 9).

4° Il faut surveiller attentivement les pustules vaccinales selon les temps, les lieux, les individus mêmes, afin de ne pas laisser passer l'époque précise de leur évolution parfaite, et de la confection complète du ferment vaccinal, en deçà et au delà de laquelle ce n'est plus du simple ferment vaccin pur et inoffensif qu'on y rencontre. Cette époque m'a paru varier selon les saisons et les individus, dans le midi, du troisième au sixième jour.

5° Tout bouton pustuleux, toute humeur non transparente salie, *saignante surtout* doivent être rejetés définitivement.

Avec ces précautions, je le répète, toute discussion ultérieure sur la vaccine deviendrait inutile et le cowpox serait reconnu ne pas être indispensable pour conserver à la vaccination son haut rang d'utilité, d'innocuité et de prophylaxie.

Cette manière de penser donne la clef des contradictions apparentes et des différences d'opinions qui se sont manifestées pendant la discussion académique; contradictions et différences toutes basées pourtant sur des faits, mais sur des faits trop superficiellement ou trop légèrement observés.

Peut-être dira-t-on que ces conclusions ne sont pas basées sur un assez grand nombre de faits, et que des faits négatifs nombreux pourraient les infirmer. Nous répondrions à ces objections que des faits aussi évidemment et aussi incontestablement positifs que ceux sur lesquels ces conclusions s'appuient, ne sauraient être amoindris ou annulés par des faits à apparence négative, fussent-ils au nombre de mille; mille nuits ne pouvant pas prouver qu'il ne fait pas jour en plein midi; et en outre, que lorsqu'on s'appuie sur des faits semblables et qu'on s'est aperçu des lacunes incroyables que présentent les observations en général, à cause de la différence des points de vue théoriques choisis par chaque observateur, on est en droit de soupçonner que certains faits prétendus négatifs, qu'on pourrait opposer à nos conclusions, ne le paraissent que parce que quelques circonstances ignorées ou méconnues, ont été négligées; et que si ces circonstances avaient été reconnues et convenablement appréciées, ils seraient devenus autant positifs qu'ils paraissaient négatifs.

Au surplus, comment pourrait-on se rendre compte des apparences négatives de quelques faits si on ne se rappelait pas que rien n'est absolu dans ce monde, que tout y est relatif; que toutes les vaccinations tant pures qu'impures ne réussissent pas également bien à cause sans doute de conditions cachées à notre ignorance, qu'il faut chercher et trouver pour pouvoir s'expliquer tout ce qu'un fait présente?...

Est-ce que les dix-sept cas négatifs en apparence de l'observation n° 9 pourront jamais prouver que les quarante-six autres enfants n'ont pas été syphilisés par la même humeur vaccinale qui n'a rien produit de semblable sur eux?..

Est ce que toutes les inoculations doivent également réussir comme s'il n'existait pour le genre humain qu'une seule et même organisation ?.... Comme si l'agrégat organique était un composé inerte, recevant passivement toute impulsion, toute transformation à lui imposées ? Comme s'il n'y avait pas des actions et des réactions réciproques entre ces deux corps avant que l'un soit vaincu par l'autre ? Est-ce qu'il ne faut pas reconnaître qu'il en est ainsi pour pouvoir physiologiquement se rendre raison de l'avortement d'une inoculation vaccinale chez un enfant, et de la réussite de cette opération faite au même moment et avec le même liquide chez un autre ?...

Je n'ajouterai plus qu'une réflexion que tout ce qui précède provoque. Ne serait-il pas nécessaire et utile surtout de savoir si les enfants du n° 9, non rendus malades par la vaccination qui syphilisa les quarante-six autres, furent vaccinés les premiers, et avec le vaccin aussi pur que possible des vesicules superficielles ?... Dans ce cas l'invariabilité du virus vaccin, ainsi que la nécessité absolue de ne pas épuiser les boutons recevraient une nouvelle sanction. Dans tous les cas cette réflexion porte à recommander aux vaccinateurs de bien désigner les enfants vaccinés avec le liquide des petites loges superficielles, ainsi que ceux qui n'ont reçu que les humeurs sous-jacentes, et de noter les résultats ; car, ainsi que l'observe M. Ricord, il n'y a rien à négliger dans une observation médicale surtout ; ce sont les faits qu'il convient *d'épuiser* dans tous leurs détails quelque minimes qu'ils paraissent, parce que tous ont une valeur relative qu'il importe d'apprécier, si l'on ne veut pas qu'ils deviennent l'occasion de discussions interminables et improductives autant que compromettantes.

Deux médecins de bonne volonté se présentent pour qu'on puisse expérimenter sur eux-mêmes la puissance du ferment vaccinal modifié par les humeurs d'un syphilitique. Un pareil dévouement est digne des plus grands éloges, et la commission nommée pour élucider définitivement les questions en litige n'aurait, ce me semble, rien de mieux à faire que de l'utiliser et de n'ouvrir une nouvelle discussion qu'après.

MM. Corlieu et Sébastian s'offrent pour être les sujets d'une expérience, qui serait décisive si on les mettait dans les conditions où se sont trouvés les enfants du fait n° 14 du rapport, c'est-à-dire, si avec le virus vaccin d'un enfant positivement syphilisé héréditairement, comme l'était le vaccinifère du dit fait, —lequel ceqendant portait des pustules d'un vaccin pur, puisque tous les enfants vaccinés avec ce virus non saiguant n'ont eu qu'une vaccine irréprochable et n'ont pas été infectés (j'insiste sur ce point, parce ce qu'on ne saurait trop fixer l'attention sur ces circonstances décisives dont personne pourtant n'a cherché à faire apercevoir l'importance absolue). Si, disons-nous, avec le virus pur et transparent des logettes superficielles de cet enfant syphilisé, on vaccinait un des bras de ces messieurs, et qu'on leur inoculât dans l'autre bras ce même vaccin saignant par une piqûre plus profonde de la pustule; évidemment alors, si le bras vacciné avec le virus transparent ne donnait que des pustules vaccinales parfaites, et si l'autre, inoculé avec le même virus saignant ne présentait que des boutons syphilitiques, toute discussion ultérieure sur *l'invariabilité du ferment vaccin, à travers les individus quelqu'en soit le support, ou au moins quel que soit le support syphilitique qui le fournit, et la possibilité de communiquer la syphilis avec le sang d'un vérolé*, deviendrait oiseuse sinon complétement inutile, et toute crainte de syphilisation par une vaccination bien faite cesserait.

Il y aurait cependant quelques réserves à faire, par les médecins qui pensent comme nous, à propos de l'âge et des antécédents des sujets de l'expérimentation. Evidemment l'absorption est plus active et facile au commencement de l'existence qu'à la fin; l'agrégat organique de l'enfant est plus facilement modifiable que celui de l'adulte ou du vieillard en général ; ces messieurs ont été probablement vaccinés et peut-être syphilisés ; de sorte que si les résultats de l'expérimentation n'étaient pas absolument semblables à ceux du fait n° 14, il ne faudrait pas se presser de conclure contrairement à nos idées, mais bien chercher à égaliser les conditions d'âge et d'idiosyncrasie pour obtenir des résultats égaux comparables et décisifs. Il pourrait se faire en effet, que le virus-vaccin pur ne donnât que des résultats négatifs sur des vaccinés, et que le virus impur ne produisit que des résultats semblables sur des syphilisés ; mais si sur des sujets d'un jeune âge, à constitution saine et à sang pur, on obtenait ce qui a été observé dans le fait n° 14, *l'invariabilité du virus vaccin, à travers les individus syphilisés ainsi que sa contamination possible par le sang*, recevraient une nouvelle et indiscutable sanction ; et cela vaudrait mieux qu'une discussion académique non basée sur des expériences semblables, dans laquelle, alors, chacun apportant *son siége fait* et *son amour-propre*, ne voit et n'explique les faits qu'avec la loupe de son hypothèse et de sa conviction, et ne saurait céder aux hypothèses et aux convictions des autres, en s'apercevant que ces dernières ne sont pas plus solidement fondées que les siennes.

Ce mémoire a donné lieu aux conclusions générales suivantes, que je demande la permission de rapporter ici, afin de me faire pardonner la permanence de ma conviction et l'insistance que je mets à la faire partager.

Page 24 du Rapport.(1)— « Nous conjurons donc les expéri-
« mentateurs à marcher dans la voie qui vient de leur être
« ouverte par M. Martinenq, et surtout à faire usage en la
« parcourant de tous les moyens d'investigation que l'art
« met à leur disposition. »

Après une invitation aussi pressante, par un médecin de cette valeur, il n'est pas possible que quelques expériences n'aient pas été faites, et cependant, il n'en a été parlé nulle part. Mes prétentions restent donc avec toute leur force, jusqu'à preuves contraires, par un expérimentateur ayant strictement suivi les règles établies par moi, et les conseils de l'éminent rapporteur (août 1867).

Page 28 du Rapport.— « On conviendra, du moins, que « si les faits signalés par M. Martinenq d'une part, par MM. « Eichorn, Boulogne et Marson, de l'autre, (inoculation de « la plus grande quantité de virus vaccin possible) ve- « naient à être complètement confirmés, *un grand, un* « *immense* pas aurait été fait; que bien des nuages seraient « dissipés, et des prétentions, en apparence inconciliables, « immédiatement conciliées. »

Page 30 du Rapport. — « Messieurs, j'ai à peine besoin « de vous faire remarquer que tout ce qui touche à la vac- « cine a une importance considérable pour les intérêts « humanitaires.

. . . .

« Nous avons l'honneur de vous proposer d'insérer dans « le bulletin de la séance, la communication de M. Marti- « nenq, de lui adresser les remercîments de l'Académie, et « d'inscrire son nom, si déjà cela n'est fait, sur la liste des « aspirants au titre de correspondant, c'est un excellent « travailleur, et un esprit judicieux, la Compagnie fera « une chose utile en l'associant à ses travaux. »

CONCLUSION DÉFINITIVE DE L'AUTEUR.

Ancienne ou nouvelle, provenant de l'homme ou de la vache, l'humeur vaccinale n'occasionne des mécomptes et des accidents que par son mélange avec des humeurs viciées et altérantes.

MARTINENQ, D. M.

(1) Fait à l'Académie royale de Belgique par M. Vleminck, sénateur, président de l'Académie. (Bulletin de l'Académie, 1866, deuxième série, tome IX, n° 1).

SECONDE PARTIE.

COMMENTAIRES, RÉFLEXIONS ET RÉPONSES

APPRÉCIATION des Conclusions des Rapports sur la VACCINE,

Faits à l'Accadémie par MM. DANET et POIGNET (1).

La vertu préservatrice de la vaccine est mise en doute ! c'est extrêmement fâcheux. Elle est même accusée (la vaccine) d'être plus, ou autant, au moins, nuisible, qu'on l'avait crue utile !... Quelle preuve plus grande veut-on, ou, qu'on ne savait pas bien exactement ce qu'on disait et ce qu'on faisait; ou qu'on ne sait pas encore mieux ce qu'on dit et ce qu'on fait?...

J'ai avancé, dans une note communiquée aux Académies de Belgique et de France, et publiée en outre par l'*Abeille*, nº 3, 1866, ainsi que dans le *Bulletin de l'Académie de Belgique*, 1866, tom. IX, nº 1, où elle est plus complète : que tout ce désarroi d'opinions et des résultats venait de ce que l'on vaccine mal sans s'en douter ! parce que, selon moi, et selon des médecins bien autrement importants que moi, tels que MM. Hussson, Cuvier, Chomel, Moreau, Roger, Rostan, Sédillot, Velpeau, Bousquet, Ricord, etc., etc., sans compter les étrangers, « *le vaccin reste pur et un*

(1) Voir l'*Union* des 14 et 19 février 1867 et les nºs 17 et 22 de la *France Médicale*.

préservasif certain à travers les personnes et les siècles, pourvu qu'on l'emploie pur et à temps. » Nous allons mieux nous expliquer.

Le rapport de M. Danel (1), fort bien fait, mais non dicté par une vue doctrinale précise et sûre, me prouve que j'ai eu raison d'adopter cette façon de penser ; car toutes ses conclusions s'expliquent sans effort, par l'application à elles des aperçus théoriques suivants, nés de ma longue pratique, à savoir :

1° Que le vaccin est un *ferment* (2) qui empêche le mouvement intime morbide matériel, variolique, en imprimant à la matière de nos agrégats sa nature propre, et en y produisant une fermentation relative qui détruit, pour un temps, que les discussions accadémiques ont fixé à douze ou quinze ans, les raisons organiques voulues pour que le mouvement variolique puisse se développer ;

2° Que dans le bouton vaccinal réussi, il y a une accumulation de matière vaccinale produite par le changement des humeurs du vacciné en ferment vaccinal ;

3° Que ce ferment est d'autant plus pur qu'on le prend plus superficiellement ;

4° Que celui que l'on prend dans les vésicules les plus superficielles du bouton, c'est-à-dire les plus éloignées des humeurs du vacciné non encore suffisamment converties en ferment, est le seul pur et le seul indemne de toute autre propriété que celles qu'il possède ;

5° Que si l'on ne prend que ce vaccin avec la lancette, on ne court aucune mauvaise chance, et on ne produit jamais qu'une vaccine incapable de développer une autre maladie qu'elle-même ;

(1) *Union* des 14 et 19 février 1867.

(2) Le mot *ferment* est employé ici faute d'un vocable mieux expressif de l'idée que je me fais de l'action des matières *virulentes* ou miasmatiques sur la matière organique.

6° *Enfin, et en un mot, que le danger dont on l'accuse ne dépend que du* modus faciendi *et non du vaccin.*

Apprécions les conclusions de M. Danet au moyen de ces points de vue doctrinaux, parmi lesquels le plus essentiel pour disculper la vaccine des méfaits dont tout à coup on l'a accusée, est le quatrième ; c'est-à-dire celui qui forme la base de la communication dont j'ai parlé, et que je crus devoir faire aux académies lors de la discussion sur la syphilis vaccinale : communication qui fut prise en considération par l'Académie royale de Belgique; qui a eu l'honneur d'un rapport fait par son éminent président, sénateur, Wleminck, et d'une discussion non moins honorable : toutes choses qui sont extrêmement agréables et encourageantes pour un travailleur consciencieux, qui ne demande qu'à savoir ce que valent ses idées ; et, communication qui n'a pas même été une seule fois mentionnée à l'Académie impériale de France, ce qui n'est ni aussi flatteur, ni aussi agréable, ni aussi encourageant surtout.

Après des expériences nombreuses, très-judicieusement faites, et un rapport très-clairement écrit, M. Danet conclut comme il suit :

1° *La variole et la vaccine sont deux maladies différentes.*»

Si elles n'étaient pas différentes, la vaccine n'empêcherait pas la variole. L'homœopathie seule pourrait conclure autrement.

« 2° *Le vaccin ne prédispose à aucune maladie.*»

S'il est pur ! dans ce cas il ne produit que la *fermentation* ou *modification* vaccinales. Ces deux mots devront être expliqués par la partie de l'école organicienne dirigée par M. Robin et compagnie, partie sur laquelle doivent s'appuyer toutes les autres ;

« 3° *Il n'y aucune analogie ni aucun rapport entre la fièvre typhoïde et la variole.*»

L'une et l'autre sont des modifications morbides de la matière, d'ordre organique, mais différentes ;

« 4° *Le vaccin comme la variole perd, après un certain temps, les propriétés antivarioliques.* »

Le vaccin pur ne les perd jamais ; des faits pratiques nombreux le prouvent. Il n'y a que le vaccin impur qui les perd ; non-seulement alors il les perd, mais il peut développer toute autre maladie que la vaccine ;

« 5° *Le vaccin, mieux que la variole, met à l'abri des ravages de la petite vérole* ; »

Je n'ai rien à dire là-dessus ; c'est un fait d'observation que tout le monde peut constater, et il l'a été. Si cela est, il faut tout faire pour lui conserver sa pureté.

« 6° *Le vaccin, quel que soit son procédé de conservation, a besoin d'être renouvelé.* »

Le vaccin provenant d'une vaccination mal faite, c'est-à-dire faite en épuisant les boutons, Oui ! mais celle que l'on pratique comme je le dis, donne un vaccin qui n'a pas besoin d'être renouvelé.

J'ai vacciné comme tout le monde ; j'ai eu et vu des insuccès et des résultats fâcheux. J'ai vacciné à ma manière, et je n'ai plus eu ni insuccès ni regrets. Serait-ce une simple coïncidence ?

« 7° *La prédisposition à la variole est d'autant plus grande que le sujet est plus jeune ou plus âgé.* »

C'est encore un fait d'observation qui, ne prouvant rien ni pour ni contre la question en litige, ne doit pas nous occuper. On en trouvera la raison en pénétrant encore mieux jusqu'aux dernières limites de l'organisation matérielle de nos corps.

» 8° *La revaccination est d'une absolue nécessité.* »

L'observation l'a fait proclamer par l'Académie, et l'affirmation de cette proposition prouve que la vaccination préserve du mal contre lequel on l'emploie. Le plus ou moins de temps pendant lequel sa préservation existe, n'importe encore en rien à la question.

« 9° *Les variolés eux-mêmes doivent être revaccinés.* »

Sans doute, puisque l'observation prouve qu'on peut avoir plusieurs fois la variole; mais tout cela ne fait rien à la question, et prouve même encore implicitement la vertu préservatrice du vaccin, qu'une déplorable confusion d'idées, par défaut de doctrine certaine et définitive, a fait mettre en doute.

« 10° *Le vaccin, en passant par l'organisme, emprunte à celui-ci ses principes constitutionnels ; il peut donc être dangereux de bras à bras.*

Non ! si l'on sait distinguer le bon du mauvais vaccin ; oui ! si l'on ne le sait pas. Non ! si l'on vaccine comme je l'ai indiqué ; oui ! si l'on mêle au vaccin pur les humeurs du vaccinifère, non encore suffisamment et assez profondément modifiées par l'humeur vaccinale.

Cette proposition touche au point capital de la question, à son nœud qu'il s'agit, non pas de couper, mais de résoudre.

M. Danet, pour donner une apparence de raison à son opinion, dit : « *On ne saurait nier que chez l'individu constitutionnellement malade, tous les molécules de son organisme participent de la diathèse,* » et en cela M. Danet se montrant holopathe, est dans le vrai ; mais il ajoute : « *Pourquoi la pustule vaccinale qui s'y développe, y resterait-elle étrangère, quand toutes les autres secrétions ne le sont pas ?* »

Mais ne semble-t-il pas qu'il y a ici confusion, ou du moins fausse application des termes employés ? Ce qui arrive lorsqu'on introduit du vaccin sous l'épiderme, et qu'il s'y développe une pustule, ne peut pas être appelé une *sécrétion*. Le vaccin est un modificateur étranger à l'organisme, qui le reçoit dans un de ses points extérieurs; c'est un modificateur qui modifie les molécules de cet organisme avec lesquelles il est mis en contact. Il arrive là, sans doute, ce que M. Robin dit qu'il s'effectue au contact des substances organiques, lesquelles « jouissent (page « 41 des *Leçons sur la substance organisée*) de la propriété « de transmettre, par simple contact avec des substances « d'une autre espèce, l'état moléculaire particulier que quel« ques circonstances accidentelles ont produit chez elles ; « et cela, d'une manière lente, mais continue. » Il modifie ou il est modifié.

Dans le premier cas, les humeurs du vacciné sont changées, localement d'abord et surtout, en vaccin, et la vaccination a réussi en déterminant dans l'être un changement, une fermentation moléculaire moins dangereuse que celle qui existe si l'on vaccine en temps variolique, ou qui se formerait plus tard.

Dans le second cas, c'est le vaccin qui a été *vaincu* (pardon de la figure) par les humeurs du vacciné. Ses molécules ayant été modifiées par celles des humeurs du support, la vaccination n'a pas réussi; le changement moléculaire particulier que l'on voulait développer n'a pas eu lieu. C'est à recommencer.

Dans le premier cas, si vous ne mêlez pas le vaccin formé et composé des molécules humorales du vaccinifère, qui ont reçu une modification profonde et complète de leur contact avec les molécules virulentes insérées sous l'épiderme ; si vous ne mêlez pas le vaccin, dis-je, avec des humeurs plus profondes dudit support non encore entièrement modifiées dans le même sens, aucune propriété constitutionnelle individuelle n'existera en lui, et le résultat de la vaccination sera simple, bon et exempt d'inoculation morbide autre que la vaccinale.

Si, au contraire, vous mêlez ce vaccin pur et indemne de toute propriété constitutionnelle diathésique, avec des humeurs plus profondes, non encore suffisamment modifiées dans son sens et ayant conservé encore un peu plus ou un peu moins la composition humorale diathésique et les propriétés morbides qui en ressortent, le vacciné paraîtra avoir emprunté à l'organisme du vaccinifère ses principes constitutionnels ; mais ce fâcheux résultat ne sera que le produit du *modus faciendi.*

J'ai dit, et je répète, que le vaccin pur (toujours pur, quel que soit le temps qu'il a duré et servi comme tel sur l'organisme humain), est contenu dans les loges les plus superficielles de la pustule ; que, plus profondément, on court des chances de rencontrer des humeurs non entièrement changées en vaccin. (Robin ne dit-il pas que la modification moléculaire se fait d'une manière lente mais continue)? Je le redis, parce que l'observation m'a conduit à cette façon de penser; parce que, je le repète, j'ai vacciné comme tout le monde, et que j'ai eu et vu des insuccès et des résultats morbides très-regrettables ; parce que j'ai ensuite vacciné à ma manière et d'après cette façon de penser, et que je n'ai plus eu ni insuccès ni revers morbides à déplorer. Serait-ce une simple coïncidence?... Les considérations anatomo-physiologiques précitées me font voir là plus qu'une simple coïncidence. Je ne veux pas imposer mes idées. Je sais trop bien reconnaître ma valeur relative, en présence de confrères bien autrement considérables et considérés que moi à tant de titres, mais je les expose pour aider à sortir de l'indécision très-nuisible qui existe, au sujet « de « la plus grande et de la plus heureuse découverte, ainsi « qu'on le disait naguère encore, qui ait été faite pour « le bien de l'humanité et l'honneur de la médecine. »

Les faits italiens que j'ai commentés (V. l'*Abeille*, n° 3 de 1866, et le *Bulletin de l'Académie de Belgique*, tome IX, n° 4), semblent prouver que j'ai raison. Une expérience bien simple pourrait démontrer si, oui ! ou si, non ! Cette expérience a déjà été involontairement faite en Italie par le chirurgien Coggiola (*voir ma note citée*). Il s'agirait donc, en bonne logique, de la refaire pour arriver à une certitude définitive sur la valeur de notre façon de penser, et pour la réhabilitation désirable de la vaccine dans ses droits antérieurs.

Elle se bornerait (cette expérience) à vacciner un ou quelques individus avec du vaccin pris sur un sujet syphilitique semblable à celui du n° 14 du rapport académique fait par le directeur de la vaccine de France ; de telle manière que le bras droit, par exemple, fût vacciné avec le vaccin pur et bien transparent des parties les plus superficielles de la pustule, et que le bras gauche le fût seulement avec les humeurs rougeâtres non transparentes, saignantes même, de la base de la pustule, obtenues par la pression ou le *râclement* de cette base.

Évidemment si, alors, il arrivait ce qui fut observé sur les enfants vaccinés avec les pustules du vaccinifère portant le n° 14 du rapport cité, c'est-à-dire si les pustules du bras droit était franchement vaccinales, et si celles du bras gauche avortaient ou se développaient avec des caractères particuliers et différents, et étaient suivies du développement de signes ou symptômes indiquant la syphilisation de l'individu, une démonstration plus parfaite de la justesse de nos idées sur la permanence des qualités préservatrices du vaccin et de son innocuité, quel que soit le support sur lequel on le fait se développer et on le prend, ainsi que celle de la vérité de cette proposition consolante et réhabilisatrice, que : « *le virus vaccin peut se conserver* « *intact, complet et pur à travers les organismes et les an-* « *nées* » ne saurait être obtenue.

Deux médecins, qu'il ne faut pas se contenter de désigner par des initiales, MM. les docteurs Corlieu et Sébastian (de Béziers), s'étaient offerts, lors de la première discussion sur ce sujet, pour qu'on fît des expériences sur eux-mêmes ; mais leur offre, digne des plus grands éloges, ne fut pas acceptée.

Dans ce moment-ci encore, il n'y aurait pas de meilleurs moyens à employer pour décider la question d'une manière ou d'une autre. Eh bien, il n'en est nullement question. Pourquoi?

M. Michel Creff, agriculteur, va nous le dire, à propos de la taupe. La citation est un peu longue, mais elle contient des idées si justes et si conformes à ce qui se fait pour tout autre chose, qu'on me la pardonnera, j'espère; du reste, je me sens incapable de mieux rendre ce que je pense.

« Il est une foule de questions, intéressant à des degrés divers l'agriculture, qui restent indéfiniment à l'état de simples théories; elles donnnent lieu périodiquement, dans les journaux, à des discussions savantes plus ou moins animées, mais n'avancent pas d'une ligne vers une solution pratique; on dirait de ces problèmes ardus des sciences transcendantes, dont la nature semble s'être réservée le secret. Il n'en est rien pourtant : ce sont souvent, au contraire, des questions fort modestes, et que la moindre expérience, très-facile à faire, trancherait définitivement.

« Mais nous sommes ainsi faits, en France; nous aimons mieux discuter pendant des années que d'entreprendre la vérification la plus simple, qui demanderait un mois. Et on se plaint de la lenteur du progrès!.... »

« Tel est, par exemple, le point de savoir si la taupe est herbivore ou carnivore, si elle se nourrit de racines ou de vers blancs; si les taupinières sont une condition des services qu'elle rend, où la conséquence des ravages qu'elle cause; en un mot, « si elle est utile ou nuisible, et si le « cultivateur doit continuer à la traiter en ennemie ou la « regarder comme un précieux auxiliaire. »

« On ferait un gros volume des articles qui ont été écrits contre la pauvre petite bête noire. Ces flots d'encre n'ont pas blanchi l'infatigable mineur. « Les discussions trop pro- « longées passionnent souvent, ne convainquent jamais. »

« Ce débat risquait de durer longtemps encore, et de demeurer absolument stérile, sans l'intervention autorisée d'un de nos maîtres en agriculture, M. Villeroy, qui nous a fait connaître l'expérience à laquelle il a soumis une taupe, et le résultat qu'il a constaté. Comme une preuve isolée pourrait ne pas être tout à fait concluante pour tout le monde, M. Villeroy, pour ne laisser aucun doute dans les esprits, même les plus rétifs, va plus loin, il indique le moyen de renouveler son expérience, et engage les cultivateurs à la répéter afin que l'on sache une bonne fois quel est le parti auquel il faut s'arrêter dans la pratique. Le moyen est d'une extrême simplicité, le conseil extrêmement sage. Sera-t-il suivi?...... Et verrons-nous enfin aboutir cette éternelle question de la taupe? La saison favorable à l'épreuve va venir; espérons que l'année 1867, à laquelle on demande des solutions de toutes sortes, la plupart impossibles, nous donnera au moins celle-ci : une taupe n'est guère plus plus grosse qu'une souris. (*Bulletin hebdomadaire du Journal de l'agriculture* de J. A. Barral, du dimanche 3 mars, n° 9, 1867).

N'est-il pas vrai que cela n'est pas mal pour un simple agriculteur, et que cette leçon en vaut bien une autre? Pas un mot à retrancher, quelques uns à changer, et la leçon peut être appliquée à toute science et à toute industrie et à tout acte humain.

Qu'a fait M. Villeroy? il a mis une taupe en rapport avec des hannetons et des racines, et il a vu qu'elle mangeait les hannetons et qu'elle laissait les racines; et il a dit : « Il n'y a que les hannetons qui peuvent craindre les taupes. »

Ainsi de la vaccine.

Ainsi du Choléra!

Ainsi de tant d'autres questions en litige qu'on ne sait pas résoudre par le raisonnement, sur lesquelles on ne cesse pas de raisonner pourtant, et qu'une expérience de quelques heures ou de quelques mois suffirait pour éclairer définitivement.

Parmi ces questions étrangères à notre sujet, mais propres comme lui à démontrer la légèreté et l'inconséquence de l'esprit humain, je ne citerai que la suivante :

Il existe sur notre littoral (où des conditions particulières et favorables au dépôt du frai des poissons existent), une grande quantité de tout petits poissons que l'on pêche par charretées, et dont nous sommes sursaturés depuis plus de vingt jours. Depuis, *in illo tempore*, on discute pour savoir si ces petits poissons appartiennent à des espèces plus grosses, ou, si c'est une espèce particulière, ne grossissant pas davantage, et destinée à la nourriture des grands. *De gros volumes ont été écrits, des flots d'encre ont été versés*, et nous n'en savons pas plus que *in illo tempore*. Selon que telle ou telle opinion a eu le dessus ou le dessous, la pêche en a été défendue ou permise. Il paraît qu'aujourd'hui celle qui établit que ce petit poisson ne peut pas devenir grand, bien que Dieu lui prête vie, a le dessus, car il est livré à profusion et par charretées à la consommation de tout le département. Si cependant cette opinion était fausse, voyez quelle immense et incalculable quantité de poissons est détruite, dans un si court espace de temps ! et quel tort on aurait plus tard de se plaindre de la rareté et de la cherté de cet aliment !

Qu'aurait-il fallu faire pourtant pour en finir en quelques mois avec cette importante question d'économie sociale ? établir un vivier sur nos côtes ; et, aujourd'hui placer une certaine quantité de ces petits poissons dans un *aquarium*, puis observer le développement de ces êtres microscopiques. Eh bien, on ne l'a pas fait. Le fera-t-on pour voir enfin aboutir cette éternelle question ? comme le dit M. Michel Creff. Je me le demande, comme il se l'est demandé pour la taupe.

Ainsi avons-nous dit du choléra, sur lequel on discute, pour ne pas dire divague, plus ou moins depuis bientôt plus de cinquante ans, pour finir par dire : « *Nous n'y entendons rien.* » Et pour preuve nous allons récompenser et désigner à la reconnaissance du monde, en 1866, M.

Grimaud, de Caux, qui a dit que le choléra avait été apporté à Marseille par des proportions homœopathiques, des miasmes cholériques attachés à des lettres venant de l'Orient; et, en 1867, M. J. Worms, qui a affirmé que l'énergie de ce miasme était en raison de sa concentration, et que sa concentration était en raison de l'importance des foyers, etc., etc. (*Voir ma réfutation des deux dans l'Appendice* au choléra de Toulon de 1835).

Que faudrait-il faire pourtant pour éclaircir en peu de temps cette question, bien autrement importante que celle de la taupe? Je l'ai dit, et je vais le répéter parce qu'il ne m'a pas encor été démontré que mon idée n'est pas bonne.

« Étudier les lieux qui n'ont jamais eu le choléra; en « faire autant de ceux qui l'ont toujours eu; les deux « étant souvent peu éloignés les uns des autres. Puis met- « tre les seconds dans les mêmes conditions de bonne hy- « giène des premiers; et, pour plus grande preuve encore, « mettre un des premiers dans les conditions de mauvaise « hygiène des seconds, et puis attendre le retour d'une « nouvelle épidémie pour reprendre les joutes oratoires, « mais avec des données alors autrement essentielles que « celles que l'on avait avant. »

Etant maire d'une petite ville, en 1854, j'avais proposé de faire la première expérience, et je me promettais de n'avoir plus à craindre le choléra dans ladite ville; mais cette autorisation me fut refusée à cause d'une loi sur le respect absolu de la propriété et de la liberté individuelles, de laquelle on peut dire : *Absurda lex, sed lex.*

Cette petite ville a été éprouvée cruellement par toutes les épidémies cholériques qui se sont succédées depuis 1849 et 1854, et elle sera encore éprouvée par celles qui surviendront.

Finira-t-on par recourir à cette expérience, qui ne saurait donner que des résultats positifs? Je me le demande encore, comme M. Michel Greff se l'est demandé pour la taupe.

Ainsi, avons-nous encore dit, de la vaccine. Les discussions n'ont pas manqué, j'espère ? Qu'en est-il résulté ? Que le plus grand des bienfaits dont l'humanité ait cru avoir profité pendant un long temps, est mis en suspicion par les uns, et déclaré aussi nuisible qu'on l'avait cru utile pour les autres ; tandis que, si je ne m'abuse, (et on fera bien de me le dire, car je ne demande pas mieux que de connaître mes erreurs pour les rejeter loin de moi, certain que je suis que la joie et le bonheur ne marchent qu'avec la vérité), tandis que, si je ne m'abuse, il serait possible de couper court à toute discussion irritante, compromettante et oiseuse en huit jours au plus, en faisant ce que nous avons proposé, et ce que MM. Corlieu et Sébastian se sont offerts de subir. Le fera-t-on ? Je me le demande encore, comme M. Greff se l'est demandé pour la taupe.

Reprenons les conclusions de M. Danet :

« 11° *La vache est réfractaire à la syphilis.* »

Si cette proposition est définitivement prouvée, on aura eu raison de recourir à la vache pour reconstituer la pureté du vaccin, et lui faire perdre des qualités syphilitiques qu'il aurait pu acquérir en passant par des organismes humains syphilisés, et avec les humeurs desquels le ferment vaccinal aurait été mêlé par un vicieux *modus faciendi*. Je pourrais dire, en français, par une vicieuse manière d'opérer, mais un peu de latin ne nuit pas dans une discussion savante. Certains journaux aiment cette preuve d'érudition et de respect pour la médecine traditionnelle.

« 12° *La revaccination de la vache à l'homme est la seule qui présente toutes les garanties de succès et de sécurité.* »

Il manque à cette proposition pour être complète, ces mots : « Quant à la syphilis. »

Car, ou le vaccin, en passant par l'organisme, emprunte à celui-ci ses principes constitutionnels sains ou morbides, ou il ne les emprunte pas ?

Dans ce premier cas, il emprunterait aussi bien les principes constitutionnels sains ou morbides de la bête, par l'organisme de laquelle on le ferait passer dans l'espérance de le renouveler, si l'on vaccinait mal, que ceux de l'homme ; et nous ne pensons pas que les principes des bêtes valent mieux pour l'homme que les siens propres ; et, dans ce premier cas, disons-nous, ne pourrait-on pas craindre, en outre, en poussant la logique à l'extrême, de *bestialiser* l'espèce humaine, de lui communiquer des maladies propres à l'animal comme on lui communique des maladies propres à son espèce ? Ce serait pire, selon moi, que de la syphiliser.

Dans le second cas, seulement, la pratique du renouvellement par la bête pourrait être raisonnablement et logiquement conseillée, et on y gagnerait au moins de faire dispaitre la chance de propager la syphilis, si la vache était toutefois définitivement démontrée réfractaire à cette lamentable maladie ; mais, sans égard pour ce dilemne, établir, dans une série de conclusions définitives, que le vaccin en passant par l'organisme, emprunte toujours à celui-ci ses principes constitutionnels, sans faire les réserves que nous faisons ; et puis, recommander de le renouveler par la vaccination des vaches et l'emploi du vaccin fourni par elles, sans prendre les précautions qui nous semblent nécessaires pour empêcher le résultat de cet emprunt des principes constitutionnels, quel que soit l'organisme par lequel on fait passer ce vaccin, c'est de l'inconséquence et de *l'illogisme*, pouvant conduire à des résultats autant et même plus fâcheux que ceux que l'on veut éviter. MM. Turpin et Bousquet nient positivement que le vaccin se modifie d'après la constitution individuelle. Ils ont raison ! Si la vaccine se développe bien, c'est qu'elle a *vaincu*; sinon, c'est qu'elle a été *vaincue*. Dans le premier cas, le vaccin modifie l'organisme; dans le second, c'est l'organisme qui modifie le vaccin.

« 13° *L'état fébrile est en général, une cause d'insuccès.* »

Cela peut se comprendre. Une agitation matérielle morbide pouvant fort bien dominer et empêcher celle que le *ferment* vaccinal ou tout autre, tendrait à développer; c'est une affaire de conditions propres ou impropres à la *phénomalisation* de telle ou telle action matérielle.

« 14° *L'injection pour les vaccins conservés, et la multiplicité des piqûres, en général, sont les moyens d'opérer qui offrent le plus de chance de réussite.* »

Si le vaccin est bon, la multiplicité des piqûres doit nécessairement faciliter la généralisation de la modification qui sera préservatrice pour un temps donné.

« 15° *Les vaccins conservés doivent être révivifiés par leur transplantation sur la génisse.* »

Soit! Parce qu'uon n'est pas sûr de la pureté d'un vaccin conservé, et qu'en les transportant sur la génisse, si l'évolution se fait bien, on peut être certain que celui que l'on prendra; aussi superficiellement que possible, ne sera gâté par rien de morbide, soit du côté du vaccinifère qui l'a fourni, soit du côté de la génisse saine sur laquelle on a opéré; et il s'épurera sur la génisse, si l'opération réussit, parce que le vaccin pur reste pur en lui-même. en quelqne support qu'on le prenne, pourvu qu'on le prenne là où il est véritablement pur et sans mélange.

« 16° *On ne doit se servir du vaccin que du quatrième jour apres l'opération au sixième, et jamais plus tard.* »

J'avais déjà dit, dans ma note aux Académies, publiée par l'*Abeille* n° 3 et le bulletin de l'Académie royale de Belgique: « Nous ne sommes pas assez bien fixés sur « l'époque des phases vaccinales où il n'y a que du

« ferment vaccin, complet dans les loges du bouton.
« En attendant trop longtemps, j'ai souvent vu employer « autant de pus que de vaccin en opérant : or, cette « époque m'a paru variable selon les lieux, les saisons « et les individus. J'ai souvent constaté dans le midi, « que cinq ou six jours, quelquefois même trois à qua- « tre jours, selon les saisons surtout, suffisaient au dé- « veloppement complet du ferment vaccinal.» (Voir page 79 du *Bulletin de l'Académie royale de Belgique* 2e série, t. IX, n° 1.)

Les observations de M. Danet confirment donc indirectement mon dire.

Voyons maintenant les déductions du collaborateur du docteur *Danet*, le docteur *Constant Poignet* (*France médicale* n° 21, 1867, p. 16), en réponse à l'appel fait par la *France médicale* aux médecins qui se sont occupés de la vaccine, pour éclaircir une question aussi majeure qui paraît s'embrouiller un peu plus chaque jour, d'après ce journal.

M. *Poignet* établit les propositions suivantes :

« 1° *Ni une première attaque de variole, ni l'inoculation, ni le vaccin, ni la revaccination ne préservent des récidives de la variole.*»

Il doit en être ainsi ; les faits, du reste, le prouvent, parce qu'on ne peut déduire des récidives que ceci, que la vaccine, que la variole, que l'innoculation, que la revaccination ne détruisent que pour un temps l'état matériel organique pouvant donner naissance à la fermentation variolique, mais non l'aptitude de l'organisme à reproduire cet état fermentescible.

« 2° *Le vaccin emprunte toujours quelque chose à la constitution de l'individu sur lequel on le recueille, et ne peut être transporté sans imprimer, évidemment sous forme latente, on vice originel au sujet vacciné.*»

S'il en était toujours ainsi, il faudrait vraiment et

en conscience, rejetter à tout jamais la vaccine et la déclarer un présent aussi funeste pour l'humanité qu'il a été déclaré heureux pour elle. Mon expérience m'a convaincu du contraire, et me fait penser que lorsque ces messieurs ont constaté des signes de transport par la vaccine d'un vice originel quelconque, contracté sur tout vaccinifère, c'est qu'on avait mal vacciné, et l'on sait ce que je veux dire par là. Je n'ai rien à ajouter à ce que j'ai dit en appréciant et commentant la dixième proposition de M. Danet.

Cependant, en matière aussi importante, et lorsqu'il s'agit de l'humanité entière et de ses intérêts les plus graves, ainsi que d'une décision définitive à formuler pour conserver à une opération, considérée comme un immense bienfait jusqu'à présent pour l'espèce humaine, cette qualification, ou pour la lui enlever, et la rejeter parmi les plus malfaisantes des illusions médicales, on ne saurait agir trop prudemment. Cette proposition, ainsi que la dixième de M. Danet, avec laquelle elle se confond, doivent donc être prises en grande considération, et nécessitent des expériences nouvelles sérieuses suivies, en prenant pour point de départ les idées que j'ai exposées sur le *modus faciendi*.

C'est la seule manière qui puisse éclaircir la question et remettre chaque chose à sa place.

« 3° *Toute proportion gardée, le vaccin reprend tout aussi bien sur les sujets variolés déjà que sur les sujets vaccinés.* »

Il doit en être ainsi, d'après ce que nous avons dit de la 1re proposition.

« 4° *La syphilis constitutionnelle ne rend pas en général, réfractaire au vaccin. Mais j'ai souvent vu la pustule vaccinale des syphilisés différer notablement, par sa forme et son aspect, de la véritable pustule chez un individu sain.* »

Notre façon de penser peut faire comprendre cela, M.

Poignet a vu la pustule vaccinale des syphilisés différer de la véritable ; mais il a dû voir aussi la pustule des syphilisés ne pas différer de la vraie vaccine (*Voir les vaccinés italiens du rapport de M. Depaul*), c'est que dans le premier cas le vaccin avait avait été modifié par la matière syphilitique, et que, dans le second cas, c'est cette matière qui avait été modifiée par le vaccin. Dans le premier cas, la pustule ne contenait plus du vaccin pur surtout; dans le second, la pustule ne contenait que du vaccin. Dans le premier cas, en employant le liquide de la pustule syphilisée, on n'aurait inocculé que la syphilis ; dans le second, on n'aurait communiqué que la vaccine. Evidemment, il n'est pas possible qu'on ne sente pas la nécessité, pour en finir, d'expérimenter dans ce sens, et avec ces vues doctrinales.

« 5° *Rien ne démontre absolument que la vache et les autres animaux vaccinifères soient réfractaires à la syphilis.*»

Cette proposition, toute contraire à la proposition onzième de M. *Danet*, et à la dix-huitième de M. *Depaul*, par M. *Poignet* ayant collaboré avec M. Danet, et ensuite des mêmes observations, est faite pour troubler un peu le calme des partisans du renouvellement du vaccin par la transportation sur les génisses. En attendant que ces messieurs se mettent d'accord, je pense qu'on ne trouvera pas mauvais que je conseille de vacciner ainsi que je le recommande.

Évidemment cette dissidence exige des expériences incessantes pour acquérir une conviction définitive, pour ou contre. C'est un devoir dont l'oubli serait presque criminel. Jusque-là, et pour n'avoir rien à me reprocher, je continuerai à vacciner comme mon expérience m'a appris à le faire, et au moyen de laquelle je reste, avec l'imposante compagnie dont je partage l'opinion, un fervent partisan de l'innocuité et de la qualité préservatrice temporaire du vaccin, même humain ! quels que soient son âge et son support.

« 6° *Chez les vieillards et les adultes non vaccinés, la variole nous a paru moins fréquente, mais plus meurtrière que chez l'enfant.* »

Ne serait-ce pas parce que l'énergie vitale est en raison inverse de l'âge, et que les adultes et les vieillards ont dans leur sang des éléments plus nombreux de maladie que les enfants, lesquels y sont introduits par leurs excès, la nature de leurs aliments, etc., etc.?

« 7° *La fièvre typhoïde et la variole peuvent exister successivement et simultanément; elles n'ont qu'un rapport de coïncidence.* »

Nous n'avons pas à nous expliquer sur la possibilité de cette coïncidence, laquelle ne détruit aucune de nos idées.

« 8° *Le vaccin de vache, au point de vue de sa pureté originelle, vaut sans doute mieux que le vaccin d'enfant, mais il ne préserve ni plus ni moins que ce dernier de la variole.* »

A la bonne heure! le vaccin pur, qu'il provienne de la vache ou de l'enfant, a la même valeur, et, pour ma part, je préférerai toujours celui de l'enfant, quand je pourrai avoir la certitude qu'il est pur.

« 9° *Nous avons observé que les individus vaccinés ou variolés depuis peu d'années sont moins gravement atteints que ceux qui ne l'ont pas été du tout... Ce qui ne veut pas dire qu'on ne meurt pas de la variole après une ou même plusieurs revaccinations.* »

Ce qui signifie que, tant que la modification vaccinale existe, la fermentation variolique est, sinon complétement empêchée, au moins plus ou moins diminuée; et que cette modification n'a qu'un temps, après lequel la possibilité de la fermentation variolique renaît avec toutes ses conséquenees; rien de tout cela n'amoindrit ou n'annule mes propositions.

Les résultats obtenus par ces deux honorables confrères l'ont été au moyen d'expériences faites sur un personnel de plus de 8,000 sujets, et comme aucun n'est en opposition avec les résultats de mon expérience, je demande la permission de les recommander de nouveau à l'attention et à la bienveillance des discoureurs et des expérimentateurs présents et à venir.

Dr MARTINENQ.

RÉPONSE (1) au Doct. A. B. (de C) signataire d'un article critique sur les aveux et les contradictions des vaccinateurs, publié par *la France Médicale* du 29 juin 1867, et ayant pour épigraphe :

« La vaccine est une erreur qui a fait son temps. »

TROUSSEAU.

Grasse (Alpes-maritimes) 29 juillet 1867.

Monsieur et très-honoré rédacteur,

Veuillez me permettre de répondre aux insinuations assez peu bienveillantes que contient votre estimable feuille du 29 juin, sous la rubrique : HYGIÈNE PUBLIQUE, et signées Dr A. B. (de C.). J'évite les noms propres, une question scientifique ne devant jamais mettre les personnalités en jeu.

Si l'auteur avait voulu prouver que M. Michel Creff, que je cite dans mon article critiqué, avait eu raison de dire : « *qu'en France on aime les longs parlages, et qu'on évite tout* « *ce qui pourait les empêcher* »; parce qu'on tient, avant tout, à faire des mots, à lancer des épigrammes, et à provoquer le sourire (car le rire est la grande affaire de la nation gauloise), il aurait parfaitement réussi.

Le signataire, avant de parler de la vaccine, à laquelle il

(1) Voir le No 60 de *la France Médicale*.

ne croit pas (son épigraphe le prouve), aurait dû, ce me semble, faire les expériences que je recommande par conviction, après quarante-cinq ans de pratique et avec des preuves de la vérité à laquelle elles peuvent conduire, mais il s'en est bien gardé.

Alors pourtant, mais seulement alors, si elles avaient donné des résultats contraires aux prévisions, il aurait pu se permettre de critiquer convenablement et fructueusement le dire des autres : mais aussi, si elles avaient réussi dans le sens de ces prévisions, il n'aurait pas eu l'occasion de se poser en contrôleur spirituel de ses confrères ; il n'aurait pas pu placer la fin du psaume : *in secula seculorum. Amen*; ni le : *risum teneatis, amici* : citations latines qu'il n'a faites (à propos des mots, *modus faciendi*, que j'avais employés) que parce qu'il n'a pas compris ce que je pensais de ceux qui ne se contentaient pas de la langue française lorsqu'elle suffisait pour rendre une idée, et qui s'imaginent qu'une forme érudite sauve l'aridité ou l'insignifiance du fond.

Jusqu'à ce que le dit signataire ait fait ces expériences, loin d'être un observateur sérieux et un vrai critique, on pourra dire : qu'il ne sera jamais qu'un très-spirituel vaudevilliste médical, *in secula seculorum !* — Je retranche ici l'*Amen*, parce que je ne désire pas qu'il gaspille plus longtemps son érudition et son esprit qui paraissent grands ; — et que le *risum teneatis, amici*, peut lui être beaucoup plus applicable qu'à moi, attendu qu'il n'y a réellement rien de plus risible que de voir quelqu'un parler avec assurance de choses qu'il ne sait pas, et ne rien faire pour le savoir.

C'est, du reste, la manière de faire des adeptes de l'école qui a pour chef le promoteur du paradoxe archi-faux *: la vaccine est une erreur qui a fait son temps !* S'il y a quelque chose en médecine qui puisse être dite hors de tout doute pour toute personne raisonnable, c'est bien pourtant la vertu préservatrice de la vaccine ! Et vraiment, je ne vois pas à quoi peut croire le médecin qui n'y croit pas; c'est ici que le *modus faciendi*, puisque *modus faciendi* il y a, décide de l'idée qu'on s'en fait : entre moi, par exemple, qui ne vaccine qu'avec le vaccin pur et transparent, seul, contenu dans les parties les plus superficielles du bouton, et ceux qui suivent les prescriptions du maître qui a dit : qu'on peut vacciner même avec les liquides qu'on obtient en *râclant* les ulcères vaccinaux, pustuleux, il doit exister quelques différences dans les résultats. J'inocule ainsi, en effet, un vaccin aussi pur que possible, et eux n'inoculent que les humeurs du vaccinifère : De là les conclusions divergentes qui surgissent. Mais je ne suis qu'un obscur provincial, qui peut fort bien radoter à 71 ans, tandis que le maître est un prince! un roi! même de la science, dans toute la force de son génie. Évidemment le prince doit avoir raison; et ce qui le prouve, c'est que l'Académie, à qui j'ai fait connaître mes convictions, et le moyen de se convaincre de la sûreté de leur base, va son train sans plus s'en occuper que si la communication lui avait été faite par la première commère du quartier latin, ou par l'auteur d'un remède secret : et, cependant, tous les programmes portent cette solennelle déclaration : *Les moyens pour arriver à la vérité, sont acceptés d'où qu'ils nous arrivent :* cela ressemble aux traités d'alliance entre souverains : *Paix* et *amitié éternelles, in secula seculorum. Amen.* C'est le cas de ne pas oublier *Amen.*

Je prends donc la liberté d'engager mon très-spirituel contradicteur à réfléchir plus sérieusement sur son épigraphe, en pensant à l'épidémie variolique qui sévit sur toute la France depuis si longtemps, et à toutes celles que l'avenir nous promet si cette épigraphe est définitivement admise : et d'ajouter, qu'une école qui émet une proposition aussi fâcheuse contre l'*immense bienfait* de Jenner, qu'on n'a pas encore pu faire adopter par les populations, à cause du *mal-faire*, des tergiversations, des contradictions et des doutes médicaux nés du *modus faciendi*, seul, je le répète et le répèterai jusqu'à ce qu'on m'ait prouvé le contraire :

Qu'une école, dis-je, qui, à cette hérésie thérapeutique, ajoute les hérésies doctrinales suivantes : « *Que la manie des explications en médecine est une détestable manie* ;

« *Qu'il fallait prendre décidément pour adage habituel cette proposition si grossière et si inintelligente pourtant* (*propres paroles du maître*) : **QUE M'IMPORTE, SI CELA GUÉRIT !**

« *Que l'empirisme est une arche sainte à laquelle il fallait bien se garder de toucher ! et que ce qu'il y avait de mieux à faire était de rester empirique ;*

« *Qu'on devrait être content*, glorieux, *même* (sic), *de n'être ni assez physicien, ni assez chimiste, ni assez savant en histoire naturelle et en toutes les autres sciences* (si drôlement appelées accessoires), *afin de ne pas avoir envie de sortir de cette arche sainte ;*

« *Que la médecine n'est pas une science, et qu'il ne faut rien faire pour qu'elle le devienne un jour.* »

Qu'une école semblable, disons nous, est évidemment celle que l'on rencontre au coin de chaque rue, dans la loge de toutes les portières, ou tout autre lieu pareil, mais non ailleurs : et qu'on ne devrait pas surtout rencontrer dans une académie.

Et cependant, si l'on adopte le *laisser-faire* et le *laisser-passer* que l'ignorance des faits accepte si ingénument, nous verrons glorifier le fondateur de cette école à jamais déplorable ; car elle ne tendrait à rien moins qu'à fausser les intelligences médicales et à empêcher tout progrès ultérieur. Or ! Dieu sait si la médecine a besoin de progresser !.... on commence par un buste et on finira par une apothéose, et si cela arrive il faudra bien convenir que le chemin de l'immortilaté médicale n'est pas aussi difficile que la voie du salut. Ah ! on aurait beaucoup mieux fait de suivre à la lettre, et pour tout, les dernières volontés de cette intelligence d'élite, mais dévoyée, qui par sa demande spontanée de retraite en 1863 et par l'expression formelle de ses dernières volontés, a prouvé qu'elle avait compris qu'elle s'était engagée dans une mauvaise voie, et qu'il n'y avait à louer en elle que ces intelligentes déterminations.

Dans les salles des facultés et des académies on croirait qu'il ne devrait y figurer, comme exemple à suivre et encouragement à donner, que les bustes ou le portraits des maîtres qui ont entrevu et enseigné la vérité doctrinale qui est ce qui manque à la médecine, et non les représentations de ceux qui ont agi toute leur vie en sens contraire de la vraie doctrine à trouver. En vérité, que pourrait penser et dire un visiteur s'informant des titres de chaque buste exposé à la vénération des élèves, et auquel on dirait : « celui-ci orne cette salle pour avoir enseigné : que la *vaccine est une erreur !*

« *Qu'il est détestable de chercher à expliquer la médecine!* »

« *Qu'il n'importe en rien au médecin de savoir comment un remède agit !* »

« *Que l'empirisme doit être, et est le dernier mot de la médecine !* »

« *Que ce qu'il y aurait de mieux à faire serait de rester empirique !* »

« *Qu'un médecin doit être non seulement content mais même* GLORIEUX *de n'être ni physicien, ni chimiste, ni assez savant en histoire naturelle, afin de n'avoir aucune envie de sortir de l'empirisme !* »

« *Qu'il ne faut jamais rien faire pour que la médecine devienne un jour une science ! ! !* »

En vérité, répétons-nous, après l'énumération de pareils droits, il est impossible que ce visiteur ne répondît pas : il me semble, que rien de tout ce que vous me dites ne justifie une pareille exhibition en pareil lieu. On ne devrait admettre ici que la représentation des maîtres.

à imiter, et non celle de ceux qu'il faut recommander aux élèves d'honorer, sans doute, mais surtout de ne pas imiter.

Dans un second article faisant suite à celui auquel je viens de répondre, et que l'on trouvera dans la *France médicale*, n° 64, page 508, le même *offenseur* de la vaccine dit :

« *Dès 1847 on dit que :*

« *1° Depuis la vaccine, la mortalité a plus que doublé dans la jeunesse.* »

Ce n'est pas la vaccine bien faite, mais la mal faite qui pourrait produire des résultats semblables, si c'était une vérité mathématiquement prouvée, heureusement qu'il s'en faut.

« *2° Le doublement de la mortalité est dû surtout aux affections gastro-intestinales.* (CARNOT.) »

Cette proposition est vraie, selon nous aussi; mais on ne voit pas trop par elle que la *vaccine est une erreur*. Elle semble même décharger la vaccine d'une bien grande part de responsabilité sur le doublement de la mortalité.

J'ai dit souvent que l'espèce finira par l'estomac, mais ce n'est pas un indigestion de vaccine qui produira ce résultat à *crapulà*.

« VILLERMÉ a dit : *La vaccine n'a fait que déplacer la mort !* »

Je ne comprends pas bien cette proposition, si ce n'est que la vaccine mal faite a pu développer des maladies et faire mourir des personnes, qui sans elle seraient mortes de toute autre maladie. Les jeunes gens meurent en nombre parce qu'ils font des excès extraordinaires en tout. Autrefois c'était le privilège des grands seigneurs, qui n'avaient qu'à se baisser et en prendre; aujourd'hui il y a progrès et extension générale des vices dorés d'autrefois.

« M. HUSSON dit : « *que le vaccin humain est coupable de faits qui ne sont pas imaginaires.* »

Le mauvais vaccin provenant de vaccinations mal faites, oui! *tous les méfaits imputés à la vaccine ne sont dus qu'à la manière de vacciner :* il ne faut pas se lasser de le dire tant qu'on n'aura pas fait les épreuves que j'indique, et qui seules peuvent permettre d'affirmer le pour ou le contre.

M. B., de C., observe que : « *Dès 1797, des observations authentiques constatent que la syphilis, des ulcères, érysipèles, dartres, rachitisme, maigreur, dépérissement, ont été observés chez les vaccinés ; ces méfaits sont aussi anciens que l'œuvre Jennérienne.* »

Si M. B., de C., veut bien se reporter à son premier article, il verra que ses plaisanteries sur le *tout-à-coup* portaient à faux. Car d'après M. B. lui-même, ce qu'on a cru reconnaître *tout-à-coup* dans ces temps-ci, a commencé avec la vaccine dès 1797! Ce n'est que dans ces derniers temps qu'on a fini par s'apercevoir qu'on avait toujours mal fait depuis l'origine de la vaccine.

Si au commencement de la vaccination on vaccinait comme aujourd'hui, on vaccinait mal, et on devait observer les mêmes fâcheux résultats qu'aujourd'hui. Voilà tout le secret. Vaccinez mieux, vaccinez bien, et la vaccine ne sera plus qu'un bienfait, c'est au moins à essayer, ce me semble! Toutes les vérités ne sont pas venues de haut. Il me semble même que la plus grande partie des principales ont une provenance obscure ou provinciale.

Et puis, ne dirait-on pas, d'après cette affirmation si absolument faite, qu'il n'y a que les vaccinés qui sont syphilitiques, ulcérés, érysipelateux, dartreux, rachitiques, maigres, dépéris ! ! !

« *Voici deux opinions différentes en présence, l'une veut* bestialiser *l'espèce, l'autre continue a* l'humaniser, *les expressions soulignées ne m'appartiennent pas.* »

Bestialiser est de moi, seulement il n'est pas aussi barbare que M. le doct. B., de C., veut bien le dire, car il rend une idée principale, à savoir : *que si l'on vaccine avec le vaccin des bêtes aussi mal qu'avec le vaccin humain, on communiquera aux enfants des affections* bestiales, *tout comme on leur communique des affections humaines*. Essayez donc de ma manière, cela en vaut la peine.

« *La question vraie*, ajoute M. B., *n'est pas où on la* « *cherche, elle est dans ces mots : influence de la vaccine sur la population*. »

M. B., de C., a raison :

Mais il oublie de faire observer qu'il y a vaccine et vaccine, et quand on vaccinera bien on verra que la bonne et vraie vaccine n'a qu'un effet avantageux immense sur la population, tandis que la mauvaise vaccine a des effets fâcheux nombreux : le renouvellement entr'autres des épidémies de variole...

Voilà la vraie, la seule question à discuter et à éclaircir, et cela ne se fera pas par des phrases, mais par des expériences comme je les indique ; si mon âge et ma santé me le permettaient, je ne laisserai pas ce soin et cet honneur à personne.

DISCOURS DE M. J. GUÉRIN

SUR LA VACCINE. (1)

RÉFLEXIONS.

Il n'est pas possible de faire des réflexions contraires aux idées de M. G**, d'oser commenter ses écrits ou ses discours sans éprouver un certain sentiment de défiance de soi-même, tant cet éminent académicien a su prouver souvent la justesse de ses appréciations, la pro-

(1) *France Médicale*, 24 août, n° 67, page 534.

fondeur de ses connaissances et de ses aperçus théoriques en physiologie hygide et pathologique, et la puissance de sa logique : aussi lui demanderai-je pardon de me mettre en dissidence avec lui sur quelques points de la grande question qui a été agitée naguère sans être résolue complètement, la *vaccine :* j'espère qu'il ne verra dans ma hardiesse que le résultat de l'impulsion irrésistible qu'éprouve tout homme de bonne foi pour la recherche de la vérité.

1° La première vaccine, « dit M. G**, *celle de Jenner, était le* cowpox *spontané.*

Ce cowpox *transmis à l'homme, devenu humain par des inoculations successives, constitue la vacciné humaine : et la vaccine nouvelle provient de l'un et de l'autre transmis en plusieurs reprises de vache à vache. Elle ne peut pas avoir la même puissance que les deux autres.*

1° La vaccine de Jenner était du cowpox spontané, c'est-à-dire un *ferment* particulier, susceptible de faire fermenter à sa façon, les humeurs de celui à qui on l'inocule, et restant tel qu'il était au moment de l'inoculation, malgré l'adjonction des humeurs de l'inoculé parce qu'il les modifie à sa manière, et qu'il les change en lui-même si la vaccination réussit, s'il n'a pas été lui-même modifié, annulé par ces humeurs ; s'il a, enfin, eu plus de puissance modifiante qu'elles : il reste alors ce qu'il était, c'est-à-dire, un ferment anti-varioleux aussi fort, aussi pur que ce qu'il était avant son emploi.

S'il était au contraire modifié par les humeurs de l'inoculé, il cesserait évidemment d'être ce qu'il était, et il perdrait sa propriété préservatrice, et la vaccination serait nulle.

Voilà en quoi nous différons ! Qui a raison ? C'est à étudier : et cela en vaut la peine, puisque notre façon de penser pourrait faire cesser les divergences d'opinion qui empêchent la discussion sur la vaccine d'aboutir.

M. G** croit que le cowpox est toujours modifié à chaque

vaccination, et nous pensons qu'il modifie et qu'il n'est pas modifié lorsque l'opération réussit, et que quand il est modifié, il cesse d'être ce qu'il était, il est annulé et l'opération avorte. . . . .

Le cowpox d'à présent est le même que celui qu'employait Jenner, et quand il est modifié, il cesse de préserver de la variole : il peut sans doute être mêlé à des humeurs non encore modifiées suffisamment par lui « *parce que les substances organiques mises en contact ne se modifient moléculairement que lentement et d'une manière continue* » (*Robin*) Voilà le danger : et c'est ce qui arrive lorsqu'on râcle la pustule ou qu'on la fait saigner. Alors de deux choses l'une, ou le cowpox est annulé par ces humeurs et la vaccination manque son effet, et vous ne transmettez au vacciné que les humeurs et leurs propriétés saines ou morbides du vaccinifère : ou le cowpox est plus puissant que les humeurs adjointes, et l'opération réussissant préserve de la variole. . . . .

Si l'on prend, par exemple, du vaccin bien formé sur un syphilitique, et qu'on ne prenne que celui pur et transparent des logettes supérieures de la pustule, on ne prendra que du cowpox : mais si l'on râcle la pustule, et que l'on prenne avec un peu de bon vaccin une certaine quantité d'humeurs syphilisées non encore travaillées par le ferment préservatif, et qu'on inocule ce mélange, si le travail de fermentation n'est pas assez rapide ni assez profond pour détruire la combinaison organique syphilitique du dit mélange, on aura inoculé la syphilis au lieu d'un préservatif. C'est ce qui a été trop souvent fait, sans s'en douter, même dès les premières vaccinations. Les aveux arrivent maintenant qu'on est averti, M. Depaul lui-même en est convenu. . . . .

2° *La vaccine primitive avait toute l'énergie d'une maladie spontanée toujours plus forte qu'une maladie transmise par inoculation*. . . . .

****

2° Oui ! une maladie spontanée est toujours plus forte qu'une maladie transmise, en temps convenable surtout, par inoculation; parce que lorsqu'une maladie se développe spontanément, c'est que les conditions organiques internes de son évolution ont atteint leur *summum* de puissance possible ; tandis que la maladie inoculée peut, sur le plus grand nombre, ne rencontrer le plus souvent qu'un degré minime de ces conditions, et même une absence d'elles; conditions qui, si elles avaient existé dans l'organisme rendu malade par transmission, auraient aidé plus ou moins la matière morbide inoculée à produire tout son effet. C'est là l'idée théorique qui porta jadis à inoculer la matière des pustules varioliques. On voulait ainsi déterminer la fermentation variolique, dans un moment où les conditions de cette maladie étant peu développées et à un degré minime de puissance, on devait espérer leur évolution sans trop d'intensité dans le mouvement morbide provoqué, et sans trop de danger par conséquent : mais la vaccine humaine, pas plus que le cowpox, ne sauraient être comparés ou assimilés au pus de la variole, puisque ce dernier provoque un degré plus ou moins violent de fermentation variolique, et que les deux autres ne sont employés et n'agissent que pour empêcher cette fermentation, en neutralisant au lieu de les exciter, en détruisant ou annulant les causes internes ou les éléments morbides de cette fermentation, au lieu de les aider à troubler l'organisme. Que voit-on en effet après l'inoculation du liquide de la pustule de la petite vérole ? .... On voit se développer cette maladie elle-même, avec sa manifestation caractéristique à la peau, d'une manière plus ou moins intense. Qu'arrive-t-il au contraire après la vaccination ?... Un trouble fébrile plus ou moins considérable, mais rien de ce qui pourrait faire penser à la petite vérole ; car, tout au contraire de l'inoculation, la vaccination empêche ou fait rétrograder même, les signes extérieurs propres à la variole.

J'ai pu observer un fait remarquable de cette rétrocession, que j'ai cité ailleurs, chez une jeune fille de 18 ans qui, à la veille d'avoir une variole spontanée en temps d'épidémie, ainsi que ce qui arriva me le démontra, fut vaccinée par moi, et sur laquelle quelques jours après, des symptômes cutanés de variole non équivoques, et des boutons vaccinaux simultanés complets se manifestèrent; et chez qui aussi on put constater la rétrocession des signes varioliques à mesure du développement des boutons vaccinaux, et une guérison, sans traces de la petite vérole, des deux éruptions dans la période que parcourt ordinairement l'affection vaccinale.

En insérant, donc, du cowpox ou du virus vaccin sous l'épiderme on n'inocule pas la petite vérole, mais seulement une matière neutralisante, destructive des causes internes, quelles qu'elles soient, qui auraient produit sans cela la maladie dite petite vérole : conditions et causes qui existaient évidemment en plein chez notre opérée.

Maintenant, que la vaccination primitive par le cowpox pur ait eu toute l'énergie d'une maladie spontanée, cela peut prouver que le cowpox primitif pur a plus de force que le même virus après son passage successif de générations en générations, sur un nombre infini d'individus de tout âge, de toutes constitutions, sains ou malades, plus ou moins bien ou mal vaccinés, mais non qu'il ait changé de nature, et qu'il ait perdu sa vertu prophylactique, puisque d'après le docteur Crouigneau, cité par M. J. G** lui-même, si je ne me trompe, — et dont nous parlerons plus loin, — et des faits semblables à celui que j'ai fait connaître ci-dessus, passés inaperçus pour les vaccinateurs faute de savoir les apprécier convenablement, le virus vaccin le plus atténué dans sa puissance fermentescible anti-variolique par toutes ces raisons, peut, s'il est bien inoculé sur un terrain organique convenable, se *retremper*, comme le dit le docteur précité, déterminer une affection vaccinale aussi forte et des boutons aussi beaux que ceux que produirait le cowpox spontané ou le virus vaccin les plus purs, les plus actifs et les plus primitifs, et reprendre toute sa valeur et toute sa puissance primordiale : quant à moi, et je présume que cela a dû arriver à tout vaccinateur attentif, j'ai souvent assisté à ce *retrempement* du virus vaccin, et c'est en grande partie ce qui me fait penser que le retour au cowpox animal n'est pas aussi indispensable qu'on paraît le croire. Il faut savoir cultiver le vaccin humain, comme le recommande M. J. G**, mais ne pas y renoncer.

3° *La variole spontanée produit des accidents beaucoup plus redoutables que la variole inoculée.*

3° Parce que, ainsi que nous venons de le dire : lorsque la variole se déclare spontanément, c'est que les conditions de la fermentation variolique avaient acquis dans l'organisme le plus haut degré de puissance qu'elles pouvaient atteindre.

Si avant cette époque, et alors que ces conditions n'existent qu'à un degré moindre, on les provoque à déterminer une manifestation symptomatologique, par l'introduction dans l'organisme d'un agent susceptible lui-même de produire cette manifestation, nécessairement elle devra être moins intense que si un degré de plus avait existé dans la puissance de ces conditions. Comme aussi, lorsque cette époque est arrivée, si on inoculait le virus varioleux, qui est cet agent provocateur, nécessairement aussi la manifestation qui en résultera devra être plus prononcée que si un degré de moins avait existé dans la puissance de ces conditions morbides.

Aussi, voyons ce que faisaient les inoculateurs avant la vaccine : ils préparaient ceux qu'ils voulaient inoculer par un régime rafraîchissant, et une médication spoliatrice, dans l'intention de diminuer l'intensité des conditions morbides qu'ils allaient provoquer à agir, afin de n'obtenir qu'une fermentation légère, moindre que celle qui aurait eu lieu sans ces précautions préventives et dépressives. Leur pratique et nos vues s'accordent donc, et l'une conduit à l'autre ; accord qui est en faveur des deux et qui n'existe pas toujours entre la pratique et les théories diverses enseignées.

Je suis moi-même un exemple des bons effets de ces mesures préventives. Mon père, médecin, craignant les fâcheux résultats de la variole spontanée, décida de m'inoculer, et après une préparation convenable, la petite vérole se déclara en moi la veille du jour fixé pour l'opération. Elle fut si bénigne qu'il ne m'en est reste qu'une faible marque entre les deux sourcils.

4° *Il en est de même de la morve qui fut inoculée treize fois par M. Delafond sans produire de graves symptômes.*

4° Mêmes réflexions et mêmes raisons à donner que ci-dessus, seulement observons : que la morve est une maladie que l'on ne doit pas assimiler en rien à la variole, si l'on compare les causes et les symptômes propres à chacune de ces affections générales. Elles n'ont de commun que la viciation, ou intoxication, si l'on veut, de l'un des milieux, *l'interne*, entre lesquels se trouve la matière organisée, et dans lesquels elle puise sa raison d'être, et ses causes de santé ou de maladie; mais il y a intoxication et intoxication, et celle qui produit la morve n'est certainement pas celle d'où résulte la variole. Je ne pense pas qu'il soit nécessaire de le prouver plus longuement que par ces simples réflexions.

Cette comparaison entre la morve et la variole à propos de la vaccine est donc fautive ici, car ce qu'on pourrait en déduire anatomiquement, pathologiquement et thérapeutiquement surtout, de l'une de ces maladies pour rapport à la vaccine, ne saurait être appliqué à la vaccine : attendu que l'opération par laquelle on cherche à développer la morve doit être assimiliée à celle par laquelle on veut faire apparaître la petite vérole, c'est-à-dire à l'innoculation et non à la vaccine ; puisque par l'inoculation du virus morveux on cherche comme par celle du virus variolique à surexciter et à aider les conditions de la morve et de la variole, et que par la vaccination, on tâche au contraire de les déprimer, de les neutraliser, de les annuler par le développement d'une modification organique, morbide, antipathique à celle qui existe et qui aurait abouti tôt ou tard à la petite vérole : vu que, enfin, le virus morveux est un aide donné aux raisons ou causes internes de la morve, comme le virus variolique à celle de la variole, et que le virus vaccin au contraire est un ennemi, un neutralisant des raisons organiques de la petite vérole.

Le ferment morveux pris sur un cheval atteint de la maladie qui le produit a toute sa puissance morbigène ; si l'on inocule ce ferment sur un cheval non morveux, c'est-à-dire ne contenant pas en lui les conditions de la maladie morve, nécessairement les manifestations morbides que l'on obtiendra seront moindres au moins, si elles ne sont pas nulles, que celles qui auraient eu lieu sur une bête contenant les raisons organiques morbides de son entier développement. L'organisme de ce dernier pouvant alors être comparé à une trainée de poudre, et le virus inoculé à l'étincelle qui manquait pour que cette poudre s'enflammat, après laquelle inflammâtion il ne reste plus ni poudre ni étincelle.

Un cheval sain résistera plus qu'un cheval atteint du mal, cela est encore évident ! L'inoculation virulente même pourra avorter le plus souvent faute d'auxiliaires à mettre en mouvement et à aider, cela ne l'est pas moins, et rend raison des insuccès de M. Delafond qui ne peuvent rien prouver toutefois ni pour ni contre la question en litige, à savoir : l'affaiblissement ou la persistance préservatrice du virus vaccin ou du *cowpox* transmis de générations en générations depuis Jenner.

5° *Quand une fois le* cowpox *fut transmis à l'espèce hu-*

maine, qu'est-il arrivé?... Il a rencontré un terrain spécial, une aptitude spéciale à la variole, un germe, en un mot, avec lequel il s'est combiné pour produire, en définitive, la vaccine humaine. Dans cette vaccine l'élément animal, le cowpox, est resté dans une petite proportion; ce qui prédomine c'est l'élément humain. Cette vaccine est donc quelque chose de spécial.

Évidemment, ainsi que nous l'avons déjà fait remarquer, nous différons complètement de façon de penser. M. G** croit que le *cowpox* est modifié par l'élément humain, tout en restant un moyen préservatif de la variole; et nous pensons que lorsqu'il produit tout son effet, qu'il ne détermine pas ce qu'on appelle une fausse vaccine, le *cowpox* n'est pas modifié par l'élément humain, et qu'il modifie au contraire cet élément, de manière à le faire devenir *cowpox* ou moyen préservatif comme lui de la variole; de sorte que du commencement jusqu'à la fin de l'opération le cowpox reste cowpox, et voici comment je traduirais en mon langage organicien celui de M. G**

Quand une fois le *cowpox* fut introduit dans l'espèce humaine, qu'est-il arrivé? Il a rencontré, non un *germe*, (gardons-nous de la métaphore et de l'ontologie), mais seulement un terrain spécial, une *aptitude*, — voilà le seul mot à employer, — à la variole. Nous avons dit ce que c'est que cette *aptitude*; répétons-le : c'est tout simplement une tendance à la fermentation variolique, développée dans l'organisme par diverses causes que nous n'avons pas à rechercher ici. L'organisme qui n'aurait pas cette aptitude se trouverait dans le cas du cheval sain auquel on inocule en vain la morve ; il rencontre donc une *aptitude*, et non un *germe*, — le germe ou le miasme particulier à chaque affection, est un effet qui devient cause plus tard lorsque *l'aptitude* a pu permettre le développement d'une maladie dite spontanée. C'est parce qu'on voit plus tard les émanations qui résultent de cette maladie spontanée, reproduire cette dernière trop souvent, qu'on pense à un *germe, qui existait avant, qui ne cesse pas d'exister, qui se dépose çà et là, qui dort, qui se réveille, qui frappe celui-ci et non celui-là*, etc., et tant d'autres explications banales, insignifiantes et drôles même qui n'expliquent rien, mais dont on se contente faute de mieux. Gardons-nous de la métaphore, a dit M. Marchal de Calvy, la métaphore est la mère de l'ontologie, et l'ontologie est ce frein qui a toujours arrêté la marche de toutes les sciences, de la médecine en particulier; c'est elle qui fait que tous les traités de pathologie se ressemblent, et ne valent pas mieux les uns que les autres : comparables en cela aux traités de philosophie spéculative basés sur l'ontologie, c'est-à-dire sur des mots, et qui se ressemblent tous, en ce sens que l'un n'apprend pas mieux que l'autre ce qu'on cherche depuis tant de temps: *la connaissance de soi-même tant physiquement que moralement, et la résolution, autrement que par des mots, des problèmes que ce que l'on appelle moral, intelligence. esprit, etc., et maladie*, nous offrent sans cesse. — Je demande pardon de la longueur de la parenthèse mais il est des choses qu'on ne doit pas se lasser de répéter.

Le *cowpox*, rencontre donc une aptitude à la variole, avec laquelle il ne se *combine pas*, qu'il n'exalte point, mais qu'il détruit faisant subir à nos humeurs une modification différente et contraire à cette aptitude; de sorte que nos humeurs sont, alors, modifiées par lui qui reste ce qu'il était, et il en résulte la vaccine humaine qui n'est pas autre chose que du cowpox, si on le prend où il existe et sans mélange d'humeurs non modifiées encore suffisamment par cet agent : car, il me semble bien difficile d'admettre que dans cette vaccine humaine, le *cowpox* puisse rester en une *petite proportion*, et que l'élément humain différent du *cowpox*, puisse prédominer et former ainsi un *composé particulier*, *quelque chose*, comme le dit M. G** *de* *spécial*, sans que les deux éléments ne s'annullent pas mutuellement, et ne forment pas pour ainsi dire quelque chose d'inerte relativement à la variole. L'élément animal, s'il a pu être modifié par l'élément humain, a cessé d'être totalement et non en partie *cowpox*, et la vaccination n'aura pas de résultats : si, au contraire, il a pu modifier l'élément humain mis en rapport avec lui, ce dernier est devenu *cowpox* comme lui, et la vaccination réussira ; la fermentation vaccinale s'effectuera dans tout l'organisme, et *l'aptitude* à la variole sera détruite pour un temps plus ou moins long par cette fermentation accidentelle, contraire à elle : et quand l'action modificatrice et la réaction qu'elle a déterminée auront cessé il n'existera plus dans l'organisme, ni *germe*, ni *aptitude*, ni *cowpox*, ni *auxiliaire* de ce ferment pendant plus ou moins longtemps. On ne saurait admettre en effet, nous le répétons, que dans la vaccine humaine il existe deux ferments en présence, en contact même, l'un, l'humain modifié par le *cowpox*, en grande quantité, et l'autre, le *cowpox* pur en plus petite quantité, sans que la destruction de l'un d'eux ne soit complète. Les réactions commencées devant continuer jusqu'à la destruction de l'un d'eux, jusqu'à ce que l'un ait *vaincu* l'autre. Les différences que l'on obtient avec le cowpox pur et le vaccin humain doivent dépendre des degrés d'aptitude des sujets.

En disant que le *cowpox* employé sur l'homme prend quelque chose d'humain qui en fait un composé nouveau, spécial, différent de ce qu'il était avant son insertion, M. G** argumente d'après une *supposition probable*, sans doute, qui lui est suggérée par quelques circonstances des faits vaccinaux, mais non matériellement démontrée. Or, le positivisme actuel veut autre chose que des suppositions non démontrées. En affirmant, d'après l'analogie, la comparaison des résultats obtenus par les diverses manières d'opérer la vaccination et l'observation des circonstances présentées par les faits, aussi, mais autres que celles qui ont frappé l'attention de M. G**, et l'opinion de la pleïade d'hommes illustres à l'abri de la compétence desquels je me suis mis, en affirmant, dis-je, que le *cowpox* appelé *virus vaccin* après son insertion sur l'homme, ne prend rien d'humain, ne se charge d'aucun élément humain quelconque quand il est assez puissant pour dominer la scène pathologique, j'argumente aussi, si l'on veut, d'après une *supposition* mais pour le moins aussi probable que celle de M. G**, et qui n'est pas plus matériellement et scientifiquement, par conséquent, démontrée que la sienne ; mais qui peut l'être pratiquement en faisant les expériences que je recommande, et que j'ai faites en partie dans ma clientèle en ne vaccinant qu'avec le virus des loges superficielles. Qui est dans le vrai ? Qui sera notre juge ?.... Messieurs Robin et Cl. Bernard, ou leur école, seuls peuvent prouver qui des deux a fait plus qu'une hypothèse et a raisonné d'après la vérité seule, en étudiant et en comparant la composition intime du cowpox, du vaccin et des humeurs, et en faisant connaître les ressemblances ou les dissemblances intimes qui existent en eux. Jusques-là je puis aussi hardiment et aussi logiquement que M. G**, dire, à l'inverse de lui : que le cowpox ne change pas de nature par son insertion dans des bras humains ; que le cowpox devenu vaccin reste le même qu'avant son insertion, à travers les âges et les individualités, tant qu'il n'est pas sali par un mélange accidentel d'humeurs humaines ; et que lorsqu'il change de nature, il n'est plus ni cowpox ni vaccin mais un composé nouveau ne préservant plus de la variole, et développant les vices organiques dont il est pourvu : et, en définitive, pour finir comme nous avons commencé : *que les méfaits attribués au vaccin, ne sont dus qu'à une mauvaise manière de vacciner ; et qu'en insérant sous le derme du pus ou des humeurs individuelles mêlées avec le vaccin et non modifiées suffisamment par lui, non entièrement changées en vac-*

cin, on ne doit pas avoir les mêmes résultats que lorsque l'on n'opère qu'avec du vaccin pur: ce qui ressemble à une proposition *de M. de Lapalisse,* sans doute, mais ce qui est étonnant c'est d'être obligé de rompre des lances pour en prouver la vérité.

Un professeur de l'école de médecine de Dijon, directeur de la vaccine, le docteur C**, admet, d'après les exigences de sa pratique, que le vaccin humain n'a pas dégénéré, et il rend raison des symptômes qui indiquent quelquefois l'affaiblissement de sa puissance, d'une manière qui me semble plus scientifique, mieux en rapport avec l'observation des faits et moins contraire aux lois de la chimie applicables d'une manière légitime à la vraie physiologie pathologique, que celle adoptée par M. Gu**, pour expliquer ces signes de dégénération, ou mieux de diminution de sa puissance anti-variolique

« *Le vaccin n'a pas dégénéré*, dit-il, *il est seulement sujet à* FAIBLIR *sous l'influence de certaines conditions atmosphériques, ou, lorsqu'il a été inoculé sur une série d'individus de faible complexion. Les semences végétales répandues par un temps peu propice et sur un terrain peu favorable sont soumises à la même loi, on doit alors retremper le vaccin en le faisant passer par des constitutions vigoureuses.*» Et j'ajouterai : en ne le prenant que *pur* sans jamais le mêler à rien.

Cette explication me semble en valoir bien d'autres.

Semez du blé, par exemple, en été, vous n'aurez qu'un produit, si vous en avez, qui sera bien moindre en quantité et en qualité, que si vous aviez semé cette céréale en temps voulu. Mais ce sera toujours du blé.

Jetez-la sur un terrain appauvri ne contenant pas les éléments nécessaires pour sa fructueuse végétation, vous n'aurez encore qu'un produit, si vous en obtenez, beaucoup plus inférieur en quantité et en qualité que s'il avait végété dans une terre meilleure : mais ce sera toujours du blé.

Ainsi de la vaccine : semez-la immédiatement après une variole alors que les conditions nécessaires pour la manifestation de son action et de sa puissance ont été épuisées par la fermentation variolique qui vient d'avoir lieu, et, ou vous n'obtiendrez aucun produit, ou, s'il se forme un bouton il sera peu développé ; le liquide qu'il contiendras sera peu considérable et peu actif : mais, ce sera toujour du vaccin.

Inoculez-le chez un individu faible, détérioré, ne contenant pas les conditions fermentescibles voulues pour entrer en action sous son influence, le produit sera, s'il résulte quelque chose de cette inoculation, moins beau, moins considérable, moindre enfin en quantité et en qualité que s'il avait agi sur un terrain organique meilleur, mais, ce sera toujours du vaccin ; du vaccin moins puissant, si vous voulez, mais tellement du vaccin et pas autre chose, que si vous le placez tout faible qu'il est, dans un organisme vigoureux contenant des éléments de son plein développement, il donnera des pustules aussi belles que s'il avait eu une puissance d'action plus considérable. Il se sera *retrempé*, comme le dit le docteur Crouigueau, dans de meilleures conditions d'un terrain plus approprié à cette action fermentescible.

Cette manière de rendre raison des faits n'est-elle pas mieux en rapport avec les connaissances biologiques, histologiques et chimiques du moment, que celle qui suppose que deux éléments, ayant action l'un sur l'autre, puissent rester en présence sans se détruire mutuellement ?

Supposition pour supposition, je préfère celle qui paraît plus en rapport avec les faits et nos connaissances chimiques.

Avant de finir je crois devoir revenir sur une autre vicieuse manière d'argumenter, relativement à une question générale de philosophie médicale, pour la résolution de laquelle il n'a encore été donné que des explications hypothétiques, puisées dans les apparences, et exprimées par des mots métaphoriques et ontologiques illusionnants, comme ceux de toute argumentation qui n'est pas fondée sur le positivisme matériel encore trop inconnu des faits. Je veux parler de la spontanéité des maladies en général et de la variole en particulier

M. G** se demande : si la variole se dévelope spontanément dans nos climats ? Et, malgré « *que le rapport académique de 1845 témoigne que de presque tous les horizons arrivait, alors à Paris, l'assurance que la variole spontanée se révélait dans nos climats* PAR UNE BONNE OBSERVATION; *que rien n'a prouvé depuis que les médecins qui ont fait ces remarques aient modifié leur manière de voir ; et que cette croyance tend, au contraire. à devenir générale,* » M. G** considère cette façon de penser comme pernicieuse, par cela seul qu'une croyance semblable peut maintenir le vaccinateur dans une sécurité fatale si une localité restait longtemps sans variole !

Mais il me semble pourtant, d'abord : que c'est une croyance semblable qui doit au contraire porter plutôt à vacciner que si l'on pense que la variole ne peut qu'être importée dans quelque localité que ce soit ; et, ensuite, que lorsqu'on n'a pas de meilleure et de plus convaincante raison à donner pour détruire une assertion déduite de la BONNE OBSERVATION DES FAITS, comme il l'avoue, par de nombreux et compétants confrères, on est bien faible contre eux, et bien peu acceptable par tout autre médecin sensé et logique.

Aussi, que lui arrive-t-il ? C'est qu'après avoir assez bien observé pour reconnaître dans ses conclusions que la variole dépend d'une aptitude que l'homme a pour contracter cette maladie, ce qui frise, au moins, la spontenéité, cette aptitude ne devant être qu'un état organique intime pouvant se manifester sous l'influence de causes variées, qu'il serait trop long de rechercher ici ; il est obligé d'abandonner cette vue vraie mais incapable de lui servir pour prouver la contagion absolue, et de tomber dans la comparaison et la métaphore en recourant à un germe qui transporte partout le mal et l'entretient ; et voici comment cette idée fausse d'un germe lui fait rendre raison de faits que l'aptitude seule lui aurait si bien fait expliquer et comprendre.

« *Pendant les premières années du siècle, la vaccina-*
« *tion dans la Côte-d'Or, comme à peu-près partout en*
« *France, était peu pratiquée, aussi la variole y régnait-*
« *elle en souveraine.* » Pourquoi ?

Il paraît qu'il était arrivé des nuées de *germes !*

Est-ce que l'aptitude seule, cause individuelle reconnue par lui, et que rien ne saurait mettre en doute, tandisque le germe primitif ne peut être démontré, et reste dans les suppositions gratuites imaginées pour les besoins de la cause : est-ce que l'aptitude seule, disons-nous, à être varioliquement malade n'aurait pas pu lui suffire ?... Je ne vois pas qu'on puisse dire non.

« *Aussi*, continue-t-il, *les germes s'étaient extrêmement*
« *multipliés, ils se révélaient de toutes parts, et de toutes*
« *parts la variole semblait se développer spontanément. On*
« *cherchait à tâtons les traces de la contagion varioleuse.* »

L'aptitude, c'est-à-dire la spontanéité était claire ! eh bien ! on aimait mieux chercher à tâtons les germes et leurs traces que de s'en tenir à elle !

« *Mais à partir de 1819, ayant compté les opérations*
« *vaccinales par milliers, les épidémies sont devenues très-*
« *rares. Les anciens germes incessamment accumulés se sont*
« *successivement éteints. On a vu clair désormais dans l'ori-*
« *gine des épidémies, et on a constaté qu'elles avaient pour*
« *cause primordiale la contagion.* »

Est-ce qu'en rejettant le mot *germe* et en n'employant que celui *d'aptitude* on n'y aurait pas vu plus clair ? Est-ce qu'en adoptant l'opinion des médecins *qui avaient si bien observé*, tout ne se comprendrait et ne s'expliquerait pas aussi bien, pour ne pas dire mieux ?.... Voyons !

Pendant les premières années du siècle la vaccination était, dans la Côte-d'Or, peu pratiquée, aussi les *aptitudes* à la fermentation variolique s'y accumulaient-elles, et leur manifestation, ou la variole, y régnait-elle en souveraine quand ces aptitudes avaient acquis leur *summum* de développement, sous l'influence des causes, quelles qu'elles soient hygiéniques ou atmosphériques, qui président à leur formation dans l'espèce humaine. Ces *aptitudes* étant extrêmement multipliées se révélaient en leur temps, de toutes parts, et de toutes parts leur manifestation extérieure symptomatologiques se développaient spontanément. Les atteintes spontanées étaient si visibles et si fréquentes, que la contagion seule ne suffisait pas pour en rendre raison, et qu'on n'en reconnaissait que rarement et à tâtons les traces. Mais à partir de 1819 les opérations vaccinales, c'est-à-dire l'emploi d'un moyen pouvant annuler les *aptitudes*, étant comptées par milliers, leurs manifestations extérieures, ou les épidémies, sont devenues très-rares par l'extinction des *aptitudes* organiques qui s'accumulaient incessamment avant l'emploi de ce moyen neutralisant. On vit désormais clair alors dans l'origine des épidémies varioliques et on constata là, comme on l'avait constaté partout ailleurs, que ces épidémies avaient pour cause primordiales la spontanéité.

Je n'ai pas employé une seule fois le mot *germe*, et cependant mon langage a été au moins aussi clair et aussi compréhensible, je pense, que celui du Docteur C**, et surtout plus en rapport avec les connaissances biologiques et pathologiques actuelles; et de plus, sans contradictions entre la pensée et les mots employés pour la rendre.

Est-ce à dire pourtant que ce mot *germe* doivre être totalement rejeté dans l'explication des faits varioliques, et que jamais rien dans ces faits ne porte à penser à l'idée attachée à ce vocable ? Non ! mais il doit être mis à sa place : ce terme exprime une idée, un fait incontestable qui se renouvelle dans toute invasion variolique, mais ce fait n'est pas le fait primordial de l'invasion épidémique, c'est un fait secondaire, un effet d'abord qui, comme dans bien d'autres maladies, finit par jouer le rôle de cause en vertu de cette loi pathologique que l'observation oblige d'établir, à savoir : que toute maladie donne naissance à des produits, *effluves*, *émanations*, *semina*, *miasmes*, etc., ayant plus ou moins le pouvoir de faire reparaître dans les organismes qu'ils touchent par la peau ou par les poumons, les modifications organiques morbides d'où ces produits proviennent. Ainsi donc la variole, comme le choléra, comme le typhus, comme l'ophtalmie, comme la rage, la syphilis, etc., comme toutes les maladies en général, occasionnent des émanations ou produits qui peuvent plus ou moins, facilement ou difficilement, la reproduire ; mais ces émanations sont des effets d'abord, et quand ils reproduisent la maladie d'où ils proviennent ils jouent le rôle de cause secondaire. Alors il arrive que, si l'on ne fait attention qu'aux cas où ils ont joué le rôle de cause, on ne juge que d'après ces cas, et l'idée métaphorique de *germe* intervenant, on l'introduit dans la discussion ; et l'on finit par ne plus pouvoir s'entendre avec ceux qui s'étant aperçus qu'il y avait des varioles avant la formation de ses produits, que dans certains cas il était impossible de trouver la filiation de la manifestation variolique avec la présence et l'action incontestable d'un *germe*, ne peuvent croire qu'à la spontanéité du mal et à son dévelopement possible sans le secours préalable d'une cause secondaire ou effet qui n'existait pas, et nulle part d'une manière positive à démontrer, avant la manifestation de la maladie. C'est ce qui est arrivé pour toutes les maladies épidémiques générales ; c'est ce qui n'a pas manqué d'arriver pour le choléra en particulier ; et c'est ce qui fait que ce point important de pathologie générale reste dans l'indécision, et qu'on n'en sait pas plus sur ce point pour le choléra, que pour la variole ; et enfin qu'il existe des contagionnistes et des anti-contagionistes pour le choléra, comme il existe des contagionistes et des *spontanéistes* pour la variole : de sorte que pour éclaircir les questions de pathologie générale sur les quelles il existe des dissidences séculaires, qui nuisent au progrès de la vraie science médicale, il me semble qu'il n'y a qu'à se dire : la variole, comme toute autre maladie, peut se développer spontanément sous l'influence de causes hygiéniques ou atmosphériques plus ou moins appréciables; une fois développée, elle détermine des émanations susceptibles de la reproduire à la manière des *germes*, en reproduisant l'état organique d'où elles proviennent ; lesquelles émanations agissant plus tard simultanément avec les causes particulières et primordiales citées, semblent être pour quelques uns la seule cause efficace, et, contre laquelle on ait à se prémunir et à agir : d'où il suit : que ceux qui ne pensent qu'aux *germes* sont autant en défaut que ceux qui ne croient qu'à la spontanéité, et que l'admission des deux causes peut seule guider sûrement dans l'étude compliquée des maladies, des épidémiques surtout, et faire comprendre tous les accidents, toutes les combinaisons et toutes les différences que l'on observe dans la manifestation des faits pathologiques.

Ces idées appliquées à l'étude du choléra m'ont donné la clef des dissidences existant entre les contagionistes et leurs adversaires ; appliquées à l'étude de la variole elles feront comprendre tous les accidents pathologiques que le développement d'une épidémie présente et comporte.

Ainsi, donc, d'après les observations du docteur G**, aussi, et ses réflexions mieux comprises et plus largement et logiquement expliquées, on peut de nouveau dire : que la vaccine loin d'être une *erreur déplorable*, est toujours un des plus grands bienfaits qui aient été accordés à

*****

l'humanité : que le virus vaccin pur est toujours aussi puissant et aussi prophylactique que le *cowpox* de Jenner : que la rénovation, mieux que sa *retrempe* peut être faite aussi bien sur l'homme que sur les bêtes, et que la spontanéité est le fait commun primordial de toutes les maladies, en général, attendu que toutes ont dû commencer une première fois sans *germes*, et seulement par la formation, dans l'être vivant, sous l'influence de raisons générales ou particulières plus ou moins appréciables, de conditions ou combinaisons nouvelles organiques particulières, susceptibles de faire dévier le mode normal d'organisation et de fonctions et des compositions hygides, et nécessiter ainsi, une manifestation anormale extérieure sensible, relative à l'anormalité de ces conditions et de la modification particulière aussi qui en est la suite nécessaire, comme tout effet est la suite nécessaire de sa cause.

Et, enfin, que par ces observations et ces reflexions on est encore en droit de reconnaître la vérité de notre épigraphe : que LES MÉFAITS ATTRIBUÉS AU VACCIN HUMAIN DANS TOUS LES TEMPS, MAIS SURTOUT AUJOURD'HUI, NE SONT DUS QU'A UNE MAUVAISE MANIÈRE DE VACCINER, et qu'il ne s'agit que de changer cette manière d'après des données plus physiologiques, pour réhabiliter complétement cette opération, et lui conserver ses droits à la reconnaissance de l'espèce humaine.

MARTINENQ, D.-M.

OUVRAGES DU MÊME AUTEUR.

Fistule aérienne du Larynx, considérations anatomo-physiologiques sur la voix et la parole, *Journal de Physiologie* de Magendie, 1829, et juillet et d'août 1829 des *Annales physiologiques* de BROUSSAIS

Propositions de physique applicables à la médecine : et mécanisme matériel de l'intelligence. — Thèse. Montpellier 1832. N° 59.

Choléra de Toulon de 1835, appréciations des causes qui le rendirent si terrible, et moyen d'en atténuer les funestes effets. Publié dans les bulletins de l'Académie en 1846: et en 1848, chez J. B. Baillière, à Paris.

Mémoire sur l'hygiène navale, publié par ordre du prince de Joinville, dans les *Annales Maritimes*, 1839, 2me partie, tome 2, page 948.

Synthèse goutteuse (et traitement rationnel de la goutte). Par un goutteux héréditaire, présenté à l'Académie de Médecine en 1845.

Cephalœmatome très-volumineux, guéri sans opération par un moyen nouveau. *Union médicale*, 1849, page 442.

Feuilletons sur et contre l'homœopathie, Journal le *Toulonnais*, du 12 décembre 1849 au 19 janvier 1850.

Choléra de la Seyne (Var) 1849, pour faire suite au *Choléra de Toulon de 1835*, présenté à l'Académie de médecine, le 13 août 1860.

Injections d'iode dans les articulations : (HYDARTHROSE du genou guérie par les). *Union médicale*, page 380. — 1851.

Non contagion du Choléra, de ses causes et de son traitement général. *Union médicale*, 22 et 29 juillet, 8 et 15 août 1854.

Projet de Synthèse cholérique basé sur les observations faites en 1835, 1849, 1854, présenté à l'Institut en 1856.

Vitalisme et organicisme, *France médicale*, n° 33 à 37. — 1856.

De la Fièvre puerpérale devant l'Académie Impériale de Médecine, et des principes de l'hygiène et de l'organicisme appliqués à la solution de cette question. — 1860. Paris. J-B. Baillière et Fils.

Lettre au docteur Simplice, sur la Congestion apoplectiforme. 1861.

Lettre au docteur Louis Bouyer, à St-Pierre-de-Fursac, à propos de son observation sur la diathèse purulente. *Union médicale*, n° 56. — 1862. Grasse (Alpes-Maritimes), Typ. H. Imbert.

Mariages consanguins. *Union III*, page 513. — 1863.

Rapports à la Société Centrale d'Agriculture d'Acclimatation des Alpes-Maritimes, déclarés d'utilité publique, et publiés aux frais de la Société, 1863-1864 Nice typ. Ch. Cauvin.

Lettre au docteur Chavanne, de Lyon, à propos de la demande de retraite du professeur T***— Grasse (Alpes-Mar'), Typ. H. Imbert. 1864.

Pronation douloureuse de l'avant-bras chez les jeunes enfants, moyen simple d'y rémédier. *Union*, n° 55. — 1854.

Tentative de suicide par le chloroforme à l'intérieur. *Union* n° 87 et *Journal de médecine* de Rouen, n° 12. — 1864.

Profession de foi médicale, et nouvelle théorie organicienne. *Union médicale de la Seine Inférieure*, n° 12. 15 octobre 1865.

Protestation contre la reconstrcution de l'Hôtel-Dieu dans Paris. *Union médicale de la Seine Inférieure*, n° 15. — Juillet 1865. *Abeille médicale*, n° 37 — 1865.

Addition au Choléra de Toulon de 1835, à propos de l'épidémie de 1865. — Grasse Typ. H. Imbert (novembre 1865.)

De l'Air Marin, de son influence sur l'organisme en général et en particulier sur celui des Phthisiques pulmonaires. - Paris. J B. Baillière 1865.

Supplément au Choléra de Toulon de 1835, à propos de l'épidémie de 1855. Grasse (Alpes-Maritimes) décembre 1865, Typ. H. Imbert.

De la Vaccine et de la meilleure manière de vacciner présenté aux Académies de France et de Belgique. — 1865. *Abeille Médicale*, n° 3. (1866) et *Bulletin de l'Académie royale de médecine* de Belgique, 2e année, tom. IX, n° 1.

Réponse au Dr Calvy sur son Esssai de réfutation des idées anti-contagionistes. *Union*, n° 87. — 1866.

Lettre au *Mouvement médical* sur les devoirs de la presse médicale pour favoriser le progrès. *Mouvement médical*, n° 31. 1866.

Du Collodium riciné : faits prouvant son pouvoir anti-phlogistique. *Union*, n° 119. — 1866.

Réponse à M. le Doct. Martineau, sur la contagion et l'infection cholérique. *France médicale*, novembre 1866.

Réponse à Mr. H. Boyer, sur la contagion du choléra, communication faite aux Académies de Paris et de Bruxelles, le 16 décembre 1866.

Lettre à M. Marchal de Calvy sur la réforme médicale à opérer. *Réforme médicale*, n° 3. — 1867.

De la vaccine, et de la meilleure manière de vacciner. *France médicale* nos 18, 22 et 29 mai 1867.

Trait-d'Union scientifique entre les Contagionistes et les anti-contagionistes à propos du choléra. *Réforme médicale*, 30 juin 1867.

Vaccine. Réponse à M. B. de C. *France médicale*, 31 juillet 1867.

Réfutation des dernières propositions contagionistes du Doct. Seux, à la Société médico-chirurgicale (Paris) le 5 novembre 1067.

De l'Allaitement. Son influence sur la mortalité des nourrissons : le mouvement de la population, et la dégénérescence de l'espèce humaine. *France médicale*, n° 75, 76, 77, 78. — 1867.

www.ingramcontent.com/pod-product-compliance
Ingram Content Group UK Ltd.
Pitfield, Milton Keynes, MK11 3LW, UK
UKHW022136190726
13855UKWH00003B/1182

9 782013 050920